ZHONGYAOXUE
KEYAN CHENGGUO ZHUANHUA
JIAOXUE ZIYUAN ANLI
FENXI YU SHIJIAN

中药学科研成果转化教学资源案例分析与实践

马东来
王红芳
张一昕

主编

U0243693

化学工业出版社
·北京·

内容简介

教学与科研是高校教师的两项基本任务，应遵循科研与教学相互促进的原则，只有教学科研互动，科研反哺教学，才能达到教学与科研双赢。本书是由多年工作在中药学教学一线的教师编写而成，分为科研成果转化篇、实践教学创新篇、教育教学成果篇三部分，收集了 49 篇与中药学课程相关的教育教学改革成果，为更多课程的科研反哺教学提供新思路、新途径、新方法。

本书可供中医药院校中药学类专业的教师、学生使用，也可供相关专业研究人员选用。

图书在版编目（CIP）数据

中药学科研成果转化教学资源案例分析与实践/马东来，王红芳，张一昕主编 . —北京：化学工业出版社，2023. 11
ISBN 978-7-122-45018-0

Ⅰ.①中… Ⅱ.①马… ②王… ③张… Ⅲ.①中药学-科技成果-成果转化-研究 Ⅳ.①R28

中国国家版本馆 CIP 数据核字（2023）第 244700 号

责任编辑：张　蕾　　　　　　加工编辑：赵爱萍
责任校对：刘曦阳　　　　　　装帧设计：史利平

出版发行：化学工业出版社
　　　　　（北京市东城区青年湖南街 13 号　邮政编码 100011）
印　　装：北京建宏印刷有限公司
787mm×1092mm　1/16　印张 13¼　字数 244 千字
2024 年 5 月北京第 1 版第 1 次印刷

购书咨询：010-64518888　　　　售后服务：010-64518899
网　　址：http://www.cip.com.cn
凡购买本书，如有缺损质量问题，本社销售中心负责调换。

定　价：88.00 元

编写人员名单

主　编　马东来　王红芳　张一昕

副主编　段绪红　张清清　谷　仙　陈苹苹　孙会改　陆艾阳子
　　　　周　莉　张亚京

编　者（按姓氏笔画排序）

马东来　王　乾　王少男　王红芳　王媛媛　古军霞

左赛杰　厉博文　闫建昆　孙　艳　孙会改　李　菁

杨吉霞　吴玲芳　谷　仙　宋永兴　张　璇　张一昕

张亚京　张晓璐　张清清　陆艾阳子　陈苹苹　周　莉

郑开颜　房慧勇　段绪红　侯芳洁　耿云云　贾大鹏

高　卉　郭　慧　韩晓伟　景松松

主　审　马小顺

前 言

2019 年 10 月，《教育部关于深化本科教育教学改革全面提高人才培养质量的意见》明确指出"推动科研反哺教学。强化科研育人功能，推动高校及时把最新科研成果转化为教学内容，激发学生专业学习兴趣。"河北中医药大学中药学专业积极开展本科、研究生的人才培养，以科研反哺教学，将科研优势和学术资源转化为教学优势，做好科研育人，培养高素质应用型中药学类专业人才。

《中药学科研成果转化教学资源案例分析与实践》分为三篇，即科研成果转化篇、实践教学创新篇、教育教学成果篇，共计 49 篇与中药学课程相关的教育教学改革成果，内容涵盖了中药学类专业主要核心课程，从科研成果简介、成果转化为教学资源、教学效果等方面介绍了科研促进教学的过程。书中的成果主要是河北中医药大学教师教学与科研良性互动、有机结合的生动写照，广大教师在从事科学研究工作的同时，不断探索新形势下人才培养的新方法、新途径和新模式，站在科学前沿，及时将最新的科研成果提炼、升华转化为教学内容，及时充实和更新教材，对教学内容进行取舍更新，或者设计出新实验，开展生动、灵活的教学活动，保证学生学到最新的知识和最前沿的理念。

河北中医药大学中药学作为国家一流专业，就必须有一流的教育研究，也需要有一流的研究力量和队伍，学校鼓励教师广泛开展教育研究，教师在长期教学科研实践中，努力找到教学与科研的最佳契合点，用教学促进科研，科研反哺教学，进而促进国家一流专业建设点——中药学专业相关课程建设。本书编写团队以河北中医药大学药学院、基础医学院和临床医学院教师为主，天津市南开医院孙艳主任医师和河北省沧州中西医结合医院贾大鹏主任医师对著作中与中医理论相关的内容进行编写与修改，同时得到了河北中医药大学教务处、研究生学院和河北省中药分析优秀教学团队的大力支持和帮助，在此一并表示感谢！

由于编写时间紧迫，加之水平有限，疏漏之处在所难免，敬请广大读者批评指正。

编者

2023 年 8 月

目录

上篇　科研成果转化篇

中药材 DNA 条形码分子鉴定方法研究成果向
本科教学资源的转化

DNA 条形码技术是近年来生物物种鉴定的新技术，陈士林等提出了以 ITS2 作为药用植物鉴定的通用序列，其稳定性已在多种药用植物的种属鉴定上得到肯定。DNA 测序技术重现性好、结果准确清楚，而且可以利用已测物种的 DNA 序列建立"对照序列"文库，避免设立对照品。新测定的 DNA 序列也可加入此对照文库中，供他人参考。通过 DNA 条形码技术可以研究种间、属间的 DNA 变异情况，从而揭示物种的亲缘关系，为物种鉴定及系统学研究提供依据。通常 PCR 扩增的模板 DNA 都来自新鲜的动植物组织材料，但 DNA 条形码方法用于生药鉴别中，首先要解决的问题是能否从干的或陈旧的生药样品中提得生药本身的 DNA，并能用于 PCR 扩增，这方面已有成功的报道。因此，利用 DNA 条形码技术对中药材进行鉴别是要求技术人员具有一定的分子生物学的基础。

《中华人民共和国药典》2010 年版首次收载了 DNA 条形码鉴定技术：一是蕲蛇饮片的鉴别；二是川贝母药材的鉴别。蕲蛇作为动物药，其所用的 DNA 条形码的通用引物为 ITS2 和 COI；川贝母是植物药，所以其所用引物为 ITS2 和 psbA-trnH。陈士林所著《中国药典中药材 DNA 条形码标准序列》是中药材 DNA 条形码分子鉴定研究与实践的学术专著，主要介绍中药材 DNA 条形码分子鉴定体系及标准操作流程和研究实例。依照中药材 DNA 条形码分子鉴定法指导原则，对药材样本、基原物种样本、复核样本和对照药材进行研究，获取其 DNA 条形码标准序列，并详细介绍各药材 DNA 提取及序列扩增等实验操作流程，该成果具有很高的实用性和学术参考价值。

1. 中药材 DNA 条形码分子鉴定方法简介

1.1 研究领域

中药材 DNA 条形码鉴定是从分子水平对中药材进行鉴定的最新研究成果。主要研究对象是中药材的原植物，提取其全基因组 DNA，然后利用一段保守的核中的或叶绿体上的 DNA 序列作为引物，扩增片段，扩增出的片段进行测序，然后进行序列比对、遗传距离计算以及聚类分析，从而确定该中药材的基源或种属间的亲缘关系。

1.2　研究成果

DNA 条形码鉴定技术在中药材鉴定中具有高效、快捷、准确率高的特点，已经成为动植物药材鉴定的主要方法之一。研究的关键是 DNA 提取、PCR 扩增以及序列分析。一般情况下最好采用中药材的新鲜材料（如乌梢蛇、川贝母等）进行提取，如果是中药材的干燥材料（如酸枣仁、菟丝子等），就需要改进 DNA 提取方法，适当延长裂解时间，以保证有足够的 DNA 析出。如团队从药材市场、医院、药店等收集了菟丝子的近缘物种 45 份，按照 207 条 ITS2 序列构建菟丝子的 DNA 条形码数据库，结合克隆测序进行鉴别。结果发现 70% 市面销售的菟丝子药材存在混伪情况。混伪的物种包括芥、茴香、大头菜、大豆、日本菟丝子、紫苜蓿等。

2. 中药材 DNA 条形码鉴定方法研究成果的教学转化

2.1　教学转化的目的

通过本教学实验，达到如下主要目的。

（1）扩展学科知识，提升科研能力。达到对分子生药学课程实践能力的培养要求，拓展学生在各学科或课程的基本知识，使学生初步认识学科和课程交叉的意义，促进学生对专业的认识，更好地学习中药学相关课程，培养学生的科学思维。

（2）师生共论课程方案，校企共促实践能力。根据课程大纲的要求，带领学生从授课方案、课程设计和实施等方面进行分子生药学课程内容研讨；中药学作为实践性强的专业，积极邀请中药类相关企事业单位参与学生实践创新能力培养，给予学生接触社会、了解企业的机会，用所学理论解决企业生产过程中出现的问题。

2.2　教学转化的主要方法

把 DNA 条形码鉴定方法研究的新成果转化为课程教学资源，关键要处理好以下几方面的问题。

（1）课题引入，重视传授学生科学的思维方法。在讲授"分子生药学"课程关于 DNA 条形码测定方法时，要将相关基础知识的传授与本研究成果相结合，着重让学生理解中药材鉴定与现代分子生物技术的结合，思考如何能够更快速准确地进行中药材的 DNA 提取与 PCR 扩增，以及后续序列分析所用的软件的学习。

（2）课堂教学，充分发挥学生的主动性。教学活动，应该引导学生参与教学中，提高学生参与的积极性和主动性，学生应该能够提前学习，搜集资料，课上能够积极发言，善于表达，通过各种形式参与知识的探索过程及合作探究，获得相应的成果。在课后，学生可以通过复习巩固，获得对课本知识的准确把握，并运用知识和分析各种现象，提高学生分析问题和解决问题的能力。

（3）课程考核，重视培养学生的综合素质。本课程尝试了贯穿一个学期的"课程大作业"考核方式。每2～3名同学组成一个团队，通过自由选题、文献调研、方案设计和报告答辩四个步骤，选择某一类中药进行DNA条形码鉴定操作，鼓励学生在某一选定的领域内进行较系统思考和研究，锻炼了学生发现并解决问题的能力，表达能力和团队合作能力在此过程中也得到提高。

2.3　教学转化的效果

在将DNA条形码研究最新成果向本科教学资源转化的实施过程中，不断发现问题，不断总结改进，通过"认识—实验—实践"三个环节，取得了一定的研究成果。

（1）认识环节——明确知识目标，了解前沿知识。把DNA条形码对中药材鉴定的案例带入课堂进行分析和点评，并带领学生参观实验室，了解最新的研究成果，了解DNA提取及PCR相关技术。播放与分子生药学技术相关的专家讲座，拓宽学生的知识面。邀请中药学研究生同学参与到课程教学中，为学生带来在DNA提取、PCR扩增及序列分析等方面的研究进展，并和同学们一起交流研究过程中的思想方法和心得体会。

（2）实验环节——提高主动参与性，培养创新素质。每学期有12学时的相关实验课，将知识学习和动手相结合。在具体的实验安排中，利用不同的中药材提取DNA的过程进行对比，使学生在参与实验的过程中，清楚与中药鉴定相关的分子生物学相关的科研工作，加强了培养学生创新思维和动手能力的环节。

（3）实践环节——提升综合运用能力，培养职业核心能力。学生在完成"课程大作业"的过程中，综合素质得到了较为全面的锻炼。在7个学期的教学实践中，学生能够在中药学、中药化学、中药鉴定学、中药炮制学和中药药剂学等中药学研究领域提出不少新颖的观点、原创性的思考与设计，充分体现了本课程对于学生创新素质的培养和提高。学生在完成大作业的过程中，表达沟通能力和团队协作能力的提高也是非常明显的。

3. 结束语

中药材真伪优劣鉴别是人们在长期实践中产生和发展起来的，随着现代科学技术的发展，DNA 条形码技术在中药材鉴别中的应用，提高了中药鉴别水平。虽然目前 DNA 条形码技术的研究取得了很大的进展，但是由于中药材品种、产地的复杂多样，DNA 条形码技术仍然是研究的主要方向，需要我们继续加大对 DNA 条形码技术进一步的研究。

◆ 参考文献 ◆

[1] 黄璐琦. 分子生药学 [M]. 北京：北京大学医学出版社，2006：344-345.

[2] Chen S L, Yao H, Han J P, et al. Validation of the ITS2 region as a novel DNA barcode for identifying medicinal plant species [J]. PLoS One, 2010, 5 (1)：e8613.

[3] 陈士林. 中药 DNA 条形码分子鉴定 [M]. 北京：人民卫生出版社，2012.

[4] 韩晓伟，严玉平，吴兰芳，等. 柴胡及其伪品的 DNA 条形码鉴定研究 [J]. 中草药，2016，47 (9)：1583-1588

[5] 韩晓伟，冯家兴，靳爱红，等. 不同产地柴胡种子的微观及分子鉴定 [J]. 北方园艺，2021 (23)：121-127.

中药微性状鉴别技术在乌梢蛇鉴别中应用成果向教学资源的转化

"中药微性状鉴别法"是由安徽中医药大学周建理教授提出的一种新的中药鉴定方法，是传统性状鉴定在微观领域的延伸。该方法采用改变光学显微镜光路，以反射光观察药材表面的细微特征，并利用最新的电脑景深合成技术，克服光学显微镜景深不足的缺点，能针对性地反映药材的表面特征，有效地鉴别真伪。其特点是实验操作易学、所使用的实验仪器简单，可以在短时间内得到观察结果。

中药微性状鉴定主要依靠体视显微镜、放大镜、扫描仪等仪器设备对物体表面的微观特征进行观察，找寻规律，与传统鉴别技术、理化分析等相佐证，提高性状鉴别的准确性。与显微鉴别等技术相比，该方法具有成本低、基层推广普及容易等特点，体视显微镜的放大倍数为 5～100 倍，可以弥补生物显微镜的视觉盲区；与生物显微镜相比，体视显微镜可以更加清晰地看清药材表面的起伏、纹理和颜色；生物显微镜观察时样品常会出现透析失色，但体视显微镜进行微性状观察时，可看到药材表面和内部的原形原色。目前该方法已经对 200 余种中药材进行鉴别，涉及品种、真伪、掺杂、增重、霉变、非法染色等中药质量问题。在此基础上构建微性状图像数据库，并积极运用到检验工作中，团队已经出版相关著作 2 部，正在积极申请成为行业标准或补充检验方法，构建快检平台。

1. 中药微性状鉴别技术简介

1.1 研究领域

"中药鉴定学"是中药类专业的核心课程，是研究和鉴定中药的品种和质量，制定中药质量标准，寻找和扩大新药源的关键课程。"中药鉴定学"的研究对象是中药，包括植物药、动物药和矿物药。在学习过程中首先要学习的是分类学知识，有分类学的基础，才能更好地掌握中药真伪优劣的鉴别。在前期专业基础课"药用植物学"中，学生已经对植物的分类和形态有了较为清晰的认识，但尚未接触过动物学的分类知识，虽然动物药和植物药相比，性状鉴别特征更加容易辨识和掌握，但由于对动物分类知识的缺乏，还是较难对动物药的真伪优劣进行鉴别。

1.2 研究成果

教学是科研的"隐形动力"，从教学中发掘科研素材，在教学过程中发现"蛇类药材的分类知识"缺乏系统性介绍，学生学习效果较差。为此，团队从乌梢蛇这一味动物药材入手进行相关鉴别研究。

乌梢蛇为游蛇科动物乌梢蛇 *Zaocys dhumnades* （Cantor）的干燥体。多于夏、秋二季捕捉，剖开腹部或先剥皮留头尾，除去内脏，盘成圆盘状，干燥。从 20 世纪 90 年代始，就出现较多的混淆品，如王锦蛇、黑眉锦蛇、红点锦蛇、玉斑锦蛇、赤链蛇、滑鼠蛇、灰鼠蛇、草游蛇、水赤链游蛇、中国水蛇等，据市场调查和研究发现乌梢蛇的不合格率达到 60%。采用中药微性状鉴别技术对整盘状乌梢蛇鉴别主要从蛇头部鳞片、体部的鳞片纹理等进行鉴别，总结出乌梢蛇区别于其他蛇类明显的特征，提升了乌梢蛇的鉴别准确度。

2. 中药微性状鉴别技术研究成果的教学转化

2.1 教学转化的目的

科研是教学的"源头活水"，科学研究是课本知识的深入延伸，是对现有知识的综合应用与灵活探索。本教学资源在运用过程达到了如下目的。

（1）引入科研案例教学，顺应学生内在需求。教学过程是一个师生及多种因素间动态的相互作用的推进过程，通过引入科研成果案例，旨在为学生打开科学研究的大门，使学生能够尽早接触科研，具备科研思维，了解科研的基本过程，熟悉科研的基本方法。

（2）强化科研成果融入，激发学生创新思维。通过科研渗透教学，学生对科学研究有了较全面认识，鼓励学生积极参与大学生创新创业训练项目等课外科技活动，可以促进其在中药领域开阔视野、活跃思维、对新鲜事物具有更高的敏感性，逐步提高独立思考能力，达到自主学习、终身学习能力培养的目的，进而提升创新思维能力。

2.2 教学转化的主要方法

把中药微性状鉴别技术的新成果转化为课程教学资源，可以采用如下教学方法。

（1）重视培养学生中药双思维。在讲授"中药鉴定学"课程关于蛇类中药的鉴定时，引导学生以动物药分类知识为基础，进行动物药真伪鉴别研究。该研究内容是对课本知识的延伸，是对现有知识的综合应用与灵活探索，鼓励学生在教材中发现问题，避免"唯教材论"，提高学生对未知知识的探索能力，实现对学生中药双思维能力的培养。

（2）提高学生自主学习能力。课堂教学中，提前将教学资料发给学生，引导学生进行自学，在授课过程中，同学注意"查漏补缺"和总结，提高自学意识和学习能力的培养。通过教师在科研过程中的案例分享，也提高了教师个人的逻辑思维能力、沟通交流能力、自学能力、分析和解决问题能力等多种能力素质。

（3）重视培养学生的综合素质。在课程教学中采用贯穿整个学期的"课程大作业"考核方式。每2～3名同学组成一个团队，通过自由选题、文献调研、方案设计和报告答辩四个步骤，选择某一类易混淆中药品种，进行真伪优劣的鉴别，并对所选择中药品种进行较系统思考和研究，锻炼学生发现并解决问题的能力，表达能力和团队合作能力在此过程中也得到提高。

2.3 教学转化的效果

把乌梢蛇的微性状鉴别成果在教学中应用，学生的学习兴趣和学习效果都有显著提高，主要体现在以下几个方面。

（1）满足课程资源建设：重构教学模式，实现资源共享。

学生在学习过程中发现，教材中关于乌梢蛇的性状鉴别特征并不能很好地将真、伪品区分。为此以特征性相对稳定的背鳞作为鉴别对象，其中背鳞的角蛋白构成基本不受采收加工的影响，且同一个体上的不同部位背鳞的结构差异不大，在动物分类学亦有参考价值。基于此，采用体视显微镜和普通光学显微镜，通过制作简单的临时装片，就能将乌梢蛇与其混淆品区别开来，方法简单、易操作，应用价值较高。相关实验研究成果已经整理发表中文核心论文两篇，较系统地梳理总结了乌梢蛇的微性状特征。

（2）满足文化传承需求：提高学生文化自信与文化认同。

教师作为教育的实际执行者，在教学理念、教学方法、教学资源等方面应不断进行革新，结合不同的教学内容，利用各种学习平台、丰富的教学资源，改变教学方法，激发学生的学习兴趣，引导学生树立稳定的专业思想，培养学生的文化自信与素养。

（3）满足人才培养需求：提高高素质专业人才培养质量。

针对教材与实际情况脱节的问题，组织学生进行相关内容的大学生创新项目，在科研过程中，提高了实操能力，方便学生将理论与实践相结合，真正掌握相关知识；实现"继承好，发展好，利用好"中医药文化的理念，传承中药人精益求精的"工匠精神"，全面提升了学生的中医药思维和综合能力素养。

（4）满足产业创新需求：传承与创新紧密结合。

本课程践行"以学生为中心"的教学理念，注重教学方法改革，将"守正"与"创新"作为教学指导思想，力求达到教学思想和教学内容的创新。着眼于"中药鉴定学"的专业课地位，围绕理论与实践结合的"学—思—用"贯通思路，整合多种教学资源，构建基础入门—思维拓展—能力训练的阶梯式课程教学体系。

3. 结束语

大学教师既不能"浮于"教学而忽略科研，也不能"沉于"科研而抛弃教学，科研植根于教学，并通过科研反哺教学达到科研和教学的共同发展。教学是科研的重要组成部分，科研是教学的延伸。只有两者相生相长，高校教师才能更好地教书育人，服务社会。将微性状鉴别技术融入"中药鉴定学"课程，弥补教材中没有蛇类药材的骨骼鉴别的相关内容，使学生在掌握课程基本知识、基本理论的同时，完善知识结构体系，为学生从事中药鉴定、药品检验等行业打下基础，更好地为创新中药和人民健康服务。

◆ 参考文献 ◆

［1］ 郭利霄，申亚君，郭梅，等．基于景深合成技术的乌梢蛇及其混伪品的骨骼鉴别研究及品质评价［J］．时珍国医国药，2020，31（7）：1637-1640．
［2］ 郭利霄，齐兰婷，苏畅，等．市售乌梢蛇及其常见混淆品的鳞片微形态鉴别研究［J］．中国现代应用药学，2020，37（14）：1698-1703．

二氧化硫残留量检查方法研究成果向教学资源的转化

硫黄熏蒸是中药材干燥、杀菌、防霉、防虫及增艳的重要手段之一，也是中药材最简单、经济、有效的保存方法。二氧化硫是一种食品添加剂，适当硫熏是被允许的，然而中药材和饮片存在过量硫熏、无原则滥用情况。过量硫熏不仅会改变中药材化学成分，影响药效，如会明显降低北沙参中香豆素类成分含量、当归中活性成分的含量等；还会危害人体健康，引发呼吸困难、腹泻、呕吐等不良反应，甚至对大脑等组织器官产生不同程度的损伤，因此二氧化硫残留量必须受到严格控制。随着世界各国对中药安全要求越来越严格，人们对中药二氧化硫残留问题也越来越重视，这也给药检人员提出了更高的要求。

经查询，1995 年版《中华人民共和国药典》收载了 6 个采用硫熏加工的中药材品种，2000 年版《中华人民共和国药典》收载了 3 个采用硫熏加工的中药材品种，而在 2005 年版《中华人民共和国药典》中则删去了所有中药材品种硫熏加工的内容，自 2010 年版《中华人民共和国药典》之后更是增加了二氧化硫残留量测定项目，并增加了限量要求，旨在控制硫熏产生的亚硫酸盐类残留物含量。2015 年版《中华人民共和国药典》（一部）规定，山药、天冬、天花粉、天麻、牛膝、白及、白术、白芍、党参、粉葛 10 个品种的二氧化硫限量值均为 400mg/kg，其余品种的二氧化硫限量值均为 150mg/kg，超过上述限量值的样品则为不合格样品。目前 2020 年版《中华人民共和国药典》（四部）收载了 3 种二氧化硫测定方法，分别为酸碱滴定法、离子色谱法和气相色谱法，而对二氧化硫残留量的要求不变。

酸碱滴定-荧光光谱法定量测定中药材中二氧化硫残留量，是团队在原滴定法基础上进行改进、研发的一种快速二氧化硫残留量检测方法，具有设备简单、成本低的优点。

1. 二氧化硫残留量检查方法研究简介

1.1 研究领域

酸碱滴定-荧光光谱法定量测定中药材中二氧化硫残留量，是利用亚硫酸钠、邻苯二甲醛和乙酸铵反应生产蓝色荧光物质 1-磺酸基-异吲哚，且颜色强度与亚硫酸钠的量成正比关系，建立颜色反应对中药材二氧化硫残留进行快速定性的方法；采用荧光光谱法分析溶液的荧光强度，作为一种中药材二氧化硫残留的定量方法，为中药材二氧化硫残留量的快速定性检测提供一种新的参考方法。

1.2 研究特色

中药材二氧化硫残留主要以游离态和结合态的形式存在，游离态包括亚硫酸氢盐（HSO_3^-）、SO_2 分子和亚硫酸盐（SO_3^{2-}），并极易与药材中的还原糖、蛋白质、色素、酶、维生素、醛、酮等发生作用而形成结合态二氧化硫残留。由于不可逆结合的亚硫酸盐在生理环境下不解离，不会危害人体健康，故一般二氧化硫或亚硫酸盐的检测对象是游离的亚硫酸根及可逆结合的亚硫酸盐。

基于亚硫酸盐-邻苯二甲醛-铵盐反应生成荧光化合物的原理，团队首次建立滴定-荧光光谱法定量测定中药材中二氧化硫残留量的实验方法，并根据实验需求设计了相关仪器设备，进而为全面系统地研究中药材二氧化硫残留量的测定方法奠定了基础。

2. 二氧化硫残留量检查方法研究成果的教学转化

2.1 教学转化的目的

通过本教学实验，达到如下主要目的。

（1）拓展理论知识，培养实践技能。达到对"中药分析"课程实践能力的培养要求，拓展学生在各学科或课程的基础知识，使学生初步认识学科和课程交叉的意义，进而强化学生对专业的全面认识与热爱，促使他们今后更好地学习中药学相关课程。

（2）提升科研素养，培养创新意识。本案例不仅增加学生基础理论知识学习，更培养学生的科学研究素养、认识科学研究本质；通过带领学生共同参与"中药分析"课程研究的方案讨论、设计和实施，提升学生的创新意识和探索精神，为今后从事中药学研究提供实践机会。

2.2 教学转化的主要方法

把二氧化硫残留量检查方法研究的成果转化为课程教学资源，关键要处理好以下几方面的问题。

（1）课题引入，重视传授学生科学的思维方法。在讲授"中药分析"课程关于"中药的检查"的二氧化硫残留量测定方法时，将相关基础知识的传授与本研究成果相结合。着重让学生理解中药特殊杂质检查方法与现代仪器技术的结合，思考如何更加快速地进行相关检测，使所学的仪器分析知识运用到解决实际生产中出现的问题。

（2）教学过程，重视发挥学生的参与主动性。学生是学习的主体，兴趣是最好的老师。在课程教学中，要特别重视学生的自觉主动参与。在"认识—实验—实践"三个环节中，以讲课、演示、实验和讨论等多种形式，把学生的主动性调动起来，鼓励学生在实验中动手设计和操作，在讨论中主动发表和交流各自的意见，在主动参与的过程中得到锻炼和培养。

（3）课程考核，重视培养学生的综合素质。本课程尝试了贯穿一个学期的"课程大作业"考核方式。每2～3名同学组成一个团队，选择某一类中药成分进行改进设计，通过自由选题、文献调研、方案设计和报告答辩四个步骤，鼓励学生在某一选定的领域内进行较系统思考和研究，锻炼了学生发现并解决问题的能力，表达能力和团队合作能力在此过程中也得到提高。

2.3 教学转化的效果

在将二氧化硫残留量检查方法的最新成果向本科教学资源转化的实施过程中，不断发现问题，总结改进，通过"认识—实验—实践"三个环节，取得了一定的进展。

（1）认识环节——明确知识目标，了解前沿知识。把二氧化硫残留量检查方法的案例带入课堂进行分析和点评，并带领学生参观实验室，了解最新的研究成果，了解二氧化硫检测相关技术；播放与中药质量检测技术相关的专家讲座，拓宽学生的知识内容；还邀请中药学研究生同学参与到课程教学中，为学生带来在二氧化硫残留量、黄曲霉毒素、残留溶剂测定等方面的研究进展，并和同学们一起交流研究过程中的思想方法和心得体会。

（2）实验环节——提高主动参与性，培养创新素质。每学期有6学时的相关实验课，将知识学习和动手相结合。在具体的实验安排中，采用《中华人民共和国药典》和滴定-荧光光谱法定量测定中药材中二氧化硫残留量并对比，使学生在参与实验过程中，了解与中药检查相关的科研工作，培养学生的创新思维和动手能力。

（3）实践环节——提升综合运用能力，培养职业核心能力。学生在完成"课程大作业"的过程中，综合素质得到了较为全面的锻炼。在7个学期的教学实践中，学生能够在中药学、中药化学、中药鉴定学、中药炮制学和中药药剂学等中药学研究领域提出不少新颖的观点、原创性的思考与设计，充分体现了课程对于学生创新素质的培养和提高。学生在完成大作业的过程中，表达沟通能力和团队协作能力的提高也是非常明显的。

3. 结束语

二氧化硫残留量检查方法研究成果已经较为成功地转化为本科教学资源。学生普遍认为该成果在课程授课过程中的讲授，能够有效提高课堂学习效率和对知识的理解。有很多学生在课程结束之后，对中药特殊杂质检查产生了浓厚的兴趣，主动对相关文献进行了总结，并设计实验在实验室中进行了验证。在课程教学中与本科生交流讨论的教师和研究生也反映，通过带着科研工作中的问题与本科生进行讨论，也感到很受启发，实现了"教学相长"。

◆ **参考文献** ◆

[1] 陈晓磊，邓高琼，王硕，等．二氧化硫残留量检测新方法研究进展［J］．化学试剂，2021，43（12）：1668-1676.

[2] 黄丽，陈思伊，庞洁，等．食品中二氧化硫残留量检测研究进展［J］．中国食品添加剂，2020，31（08）：123-128.

[3] 胡家勇，柳迪，程银棋，等．荧光分光光度法测定淀粉及其衍生物中二氧化硫残留量研究［J］．中国酿造，2017，36（06）：175-178.

[4] 王靓，杜会茹，张之东，等．滴定-荧光光谱法与药典方法对中药材中二氧化硫残留量检测比较［J］．黑龙江畜牧兽医，2016（19）：281-283.

[5] 马东来，杜会茹，蒋翠岚，等．Box-Behnken响应面法优化浙贝母中二氧化硫残留量的测定［J］．中成药，2016，38（07）：1556-1559.

[6] 纪琳，李东翔，彭缨，等．中药材及饮片中二氧化硫残留的研究进展［J］．中国现代中药，2015，17（02）：185-190.

[7] 彭月，李雪莲，银玲，等．荧光衍生法测定中药二氧化硫残留量研究［J］．中国中药杂志，2013，38（02）：212-216.

微卫星分子标记技术研究成果向教学资源的转化

　　微卫星 DNA 是常用的 DNA 分子的标记，是存在于真核基因组中的一种碱基序列，称为简单重复序列（simple sequence repeats，SSR），广泛分布在基因组中。微卫星标记指基因组中由 1~6 个单核苷酸为重复单元串联的重复序列，在整个基因组中重复出现，且序列较短的核苷酸序列，长度约 150bp，这一特征成为许多真核生物基因组遗传标记的重要来源。微卫星 DNA 在复制过程中可能出现"滑动错配"，导致微卫星 DNA 的长度发生变化，使得这一分子标记具有相对较高的突变速率，在生物群体中易突变，呈现较高的多态性。因此，通过比较同一物种不同个体微卫星 DNA 的长度变异可以有效判断不同个体之间的亲缘关系以及亲子代关系。

　　近年来，随着基因组计划的开展与分子标记技术的不断完善，公共数据库（NCBI、EMBL 和 DDBJ）中的 DNA 序列与表达序列标签也越来越丰富，基于EST 的 SSR 技术即 EST-SSR 分子标记技术也得到了广泛应用。采用 SSR 标记对不同地区的野桑蚕和家蚕进行多态性分析，结果客观地反映了各品种间存在丰富的多态性及遗传多样性。使用 SSR 标记技术在 DNA 水平上构建了 96 个中国系统家蚕品种的 DNA 指纹图谱。SSR 分子标记技术应用至今，凭借其多态性高、标记数量丰富以及低成本成为最为普及且成熟的分子标记技术，被广泛应用于生物遗传多样性分析、遗传图谱构建、遗传分析以及分子标记辅助育种等许多研究领域中。

1. 微卫星分子标记技术简介

1.1 研究领域

　　微卫星分子标记技术是随着核酸分子技术的发展而发展起来的，现已被广泛应用于中药领域，特别是在遗传图谱构建、居群遗传学和系统发育研究等方面。中药材微卫星分子标记技术研究对象主要是中药材的原植物，提取其全基因组 DNA，利用基因组序列中的微卫星 DNA 序列及侧翼序列设计引物，利用 PCR 技术扩增微卫星 DNA 序列，电泳检测 PCR 扩增产物，然后分析 SSR 的长度，从而确定该中药材的基源或种属间的亲缘关系。该方法从分子水平对中药材进行鉴定，是中药材鉴定最新进展。

1.2 研究成果

微卫星分子标记技术的关键是 DNA 的提取、引物设计及 PCR 的扩增、电泳检测。一般情况下最好选取植物幼嫩组织，若是中药材的干燥材料，需要改进 DNA 提取方法，适当延长裂解时间，以保证有足够的 DNA 析出。团队经过不断的探索，对紫苏、柴胡、荆芥等中药材的叶绿体基因组进行测序和组装，对其叶绿体基因组的系统进化、结构解析和密码子偏好性等进行了分析，为中药材叶绿体基因组研究和应用提供科学依据。

2. 微卫星分子标记技术研究成果的教学转化

2.1 教学转化的目的

通过本教学实验，达到如下主要目的。

（1）理论与实践相结合，知识与能力共提升。通过引入分子标记实验，加深学生对理论的理解，掌握该技术的研究方法和应用价值，培养学生科研思维能力和创新精神，提高学生实验操作技能，调动学生的实验积极性、主动性和创造性。

（2）推动科研成果转化，实现学生自立自强。通过教师与学生共同参与实验方案的讨论、设计和实施，实现了科研成果的转化与落地，丰富学生知识体系，强化培养创新意识与能力，培养学生独立思考的能力，提高学生综合运用知识解决问题的能力，为今后从事中药学研究提供实践机会。

2.2 教学转化的主要方法

科研成果是基本理论和方法的变相表现形式，即将基本理论和方法通过更直观的形式表现出来。因此，一些类型的科研成果适合以教学实验的方式充实到当前课程教学内容之中，进而作为培养学生实践能力的一种重要手段。把微卫星分子标记技术研究的新成果转化为课程教学资源，并与现代遗传学知识结合，培养学生的科研思维。在讲授"分子生药学"课程关于中药分子鉴定内容时，将微卫星分子标记技术相关理论知识的传授与微卫星分子标记技术研究成果相结合，让学生理解紫苏、荆芥等中药材鉴定与现代分子鉴定技术的结合，思考如何利用分子鉴定技术鉴别中药的真伪与优劣，保证用药的准确、安全有效。教学过程中，让学生由被动学习变为主动参与。要求学生设计实验，然后分组讨论，主动发表意见，鼓励学生通过查阅最新文献参与实验步骤的改进，从而有效地调动学生学习的积极性，激发学生的科研热情和创新思维，培养学生分析和解决问题的能力，使实验过程更贴近科研技能训练的过程。另外，在教学过程中，再将学生开展的相关研究成果丰富到课程内容中，对于未参加科研活动的学生具有扩大知识面的作用，起到感同深受的效果。

2.3 教学转化的效果

将复杂的科研成果的核心内容转化成学生简单易懂、容易操作的实验是实验教学的内容之一，也要求教师积累一定的教学资源，精心设计实验内容。在将微卫星分子标记技术的最新成果向本科教学资源转化的实施过程中，应当遵循课程教学的基本规律，以适当的方式方法，将科研成果转化为相应的教学内容；同时要创建和完善科研成果向教学内容转化的评价体系和机制，有利于实现科研与教学互动。微卫星分子标记技术实验包括样品的采集与前处理、样品 DNA 提取及 PCR 扩增、电泳检测等步骤。在整个实验过程中应当遵循以下原则。

（1）围绕科研成果适当扩展的原则。一是扩展与微卫星分子标记技术相关的基础理论。把微卫星分子标记技术对中药材鉴定的案例带入课堂进行分析和点评，在学生当前所学知识的基础上，向学生讲述必要的与微卫星分子标记技术科研成果相关的基础理论。二是扩展与微卫星分子标记技术成果相关的应用领域。针对各领域存在的共性问题，向学生讲述该成果在相关领域的应用情况或潜在的应用价值。三是扩展与科研成果相关的分支知识。在讲述微卫星分子标记技术成果的核心理论基础上，适当扩展与科研成果相关的其他分支知识。

（2）针对课程教学的内在规律，将微卫星分子标记技术科研成果以更为灵活丰富的形式多角度表述出来，从而提高学生的认知程度。可以将抽象的理论与具体的案例结合起来，或将单一的科研成果表述形式通过多种形式形象地再现出来，如采用动画、影像等媒体形式。如播放与中药分子鉴定技术相关的专家讲座，拓宽学生的知识内容。并将微卫星分子标记技术科研成果与其他的理论和方法进行对比，进一步加深学生对所学知识点的认识，同时巩固对其他知识点的理解。

3. 结束语

教学与科学研究是高等教育教学的两个重要方面，二者紧密结合，将前沿的科研成果及时转化为教学内容能够有效地促进科技进步，同时也是高等教育教学改革的目标之一。微卫星分子标记技术的研究成果已经较为成功地转化为本科教学资源，教师将多年积累的本专业的科研经验和研究方法引入实验教学中，及时更新教学内容，补充新知识、新信息。学生在科研实验过程中学到了新知识、新方法、新技术，同时也开阔了眼界、拓宽了思维，使教学内容的深度和广度得到了进一步提升。

◆ **参考文献** ◆

［1］ 夏曦中，车婧，章志宏，等．SSR 分子标记技术在遗传学实验教学中的应用［J］．实验技术与管理，2012，29（06）：48-50.

［2］ 皮妍，乔晓京，林娟，等．遗传学实验中引入科研思维的探索教学——RNA 干扰实验的开展与反馈［J］．高校生物学教学研究（电子版），2012，2（02）：40-43.

［3］ 王利，钟金城，郭春华，等．本科生科研能力在遗传学实验教学中的培养［J］．实验技术与管理，2013，30（05）：108-110.

［4］ 王小山，王炳盛，刘隆阳．紫花苜蓿微卫星（SSR）标记技术在草学本科遗传学实验教学中的应用［J］．草学，2019（05）：81-86.

［5］ 陈星，高子厚．DNA 分子标记技术的研究与应用［J］．分子植物育种，2019，17（06）：1970-1977.

中药材商品规格等级标准制定研究成果
向教学资源的转化

中药材商品规格等级伴随中药材交易的发展而产生，自古以来就有"看货评级，分档定价"的传统，早在西汉时期《范子计然》中就有 80 多种药材的商品规格，历代本草中均有对药材品质评价的论述，尤其是产地的差异，以及气味、形态、色泽等评价的描述。中华人民共和国成立以来，行业主管部门先后制定过的中药材商品规格等级标准，包括 1959 年原卫生部颁布的《三十八种药材商品规格标准》、1964 年原卫生部与原商务部联合颁布的《五十四种中药材商品规格标准》及 1984 年原国家医药管理局与原卫生部联合下达的《七十六种药材商品规格标准》。随着 20 世纪 90 年代药材经营管理的放开，药材市场执行的质量标准已发生较大变化，部分常用药材也由野生品改为栽培品为主，加之各地无序的引种，重量轻质，滥用化肥、农药、植物生长调节剂等，导致中药材的形态特征、质量等均出现改变。

北豆根为防己科植物蝙蝠葛（*Menispermum dauricum* DC.）的干燥根茎。春、秋二季采挖，除去须根和泥沙，干燥，为临床常用根茎类中药。通过对北豆根的商品规格等级制定研究，丰富了"中药商品学"实践教学，助力学生深层次了解中药材商品规格等级制定的一般规律。

1. 北豆根商品规格等级制定研究简介

1.1 研究领域

中药材是中药饮片的原料，其质量的好坏直接关系中药产品口碑及中医药行业生命力。其中针对中药材北豆根商品规格等级的不够规范，及其市场产品质量的参差不齐等问题，调动各方面对北豆根产业发展的积极性，加快形成北豆根优质优价，切实提高北豆根产业发展质量水平。因此，为了更科学地对北豆根进行质量控制，通过对北豆根市场调查和品质评价研究，制定更加合理的北豆根商品规格等级划分标准。

1.2 研究成果

本团队对所收集的北豆根样品进行了相关质量评价研究，包括性状、薄层、水分、灰分、浸出物、含量测定、指纹图谱等，并将样品的外观性状与内在质量进行相关性分析。北豆根所含化学成分以生物碱类成分为主，《中国药典》（2020 年版）对北豆根的质量控制成分为蝙蝠葛碱和蝙蝠葛苏林碱。因此，在对北豆根进行质量控制分析时选择了生物碱类成分，并建立基于指纹图谱的生物碱类多成分的含量测定方法，寻找不同产地和规格北豆根的质量差异成分，便于进行北豆根商品规格等级的制定。相关研究成果已经撰写成研究论文。

2. 北豆根商品规格等级制定研究成果的教学转化

2.1 教学转化的目的

通过本案例教学，达到如下主要目的。

（1）以实践活动为载体，促进教学的有效开展。通过案例的讲授，达到对学生实践能力培养的要求，拓展学生在各学科或课程的基础知识，使学生初步认识学科和课程交叉的意义，进而强化学生对专业的全面认识与热爱，促使其今后更好地学习"中药商品学"等中药学专业相关课程。

（2）以案例教学为切入点，探索学生创新思维培养。带领学生共同参与本案例在"中药商品学"课程实践内容的教学优化，对制定的教学方案进行讨论，参与设计与实施过程，为今后从事中药学研究提供实践机会。

2.2 教学转化的主要方法

把北豆根商品规格等级制定研究的新成果转化为课程教学资源，关键要处理好以下问题。

（1）课题引入，重视传授学生科学的思维方法。在讲授"中药商品学"课程关于中药商品规格等级制定原则时，将北豆根商品规格等级制定案例与相关基础知识点相结合。着重让学生理解根及根茎类中药材商品制定规格等级的一般原则和具体方法，思考如何更加简便快速地进行相关检测分析，强化学生对所学知识的综合运用能力。

（2）教学过程，重视发挥学生的参与主动性。学生是学习的主体，兴趣是最好的老师。在课程教学中，要特别重视学生的自觉主动参与性。在"认识—讨论—实践"环节中，以讲课、演示、实验和讨论等多种形式，调动学生的主动性，鼓励学生在实验中多设计、多动手、多操作，在讨论中多发表自己意见，锻炼和培养学生的实践能力。

（3）课程考核，重视培养学生的综合素质。在课程教学中采用贯穿于整个学期的"课程大作业"考核方式。每 2～3 名同学组成一个团队，选择某一中药材品种，进行商品规格等级划分，通过自由选题、文献调研、方案设计和报告答辩四个步骤，对所选择的中药材商品规格相关领域进行较系统思考和研究，锻炼学生发现和解决问题的能力，以及表达能力和团队合作能力。

2.3 教学转化的效果

在北豆根商品规格等级制定案例向"中药商品学"教学资源转化的实施过程中，在问题中不断对教学进行总结改进，形成"认识—讨论—实践"实践教学实施路径，取得了一定的进展。

（1）认识环节：明确知识目标，了解前沿知识。把北豆根的商品规格等级制定案例带入课堂中进行分析和点评，并带领学生参观实验室，了解最新的研究成果和相关仪器设备。播放与中药材商品规格等级制定相关的专家讲座，拓宽学生的知识内容。邀请中药学研究生同学参与到课程教学中，为学生带来北豆根中药材商品规格等级制定过程相关具体实验研究进展，在和同学们一起交流过程中形成自己的想法和体会。

（2）讨论与实践环节：提升综合运用能力，培养职业核心能力。学生在完成"课程大作业"的过程中，综合素质得到了较为全面的锻炼。在以往教学实践中，学生能够在中药学、中药化学、中药鉴定学、中药炮制学和中药药剂学等中药学研究领域提出不少新颖的观点、原创性的思考与设计，充分体现了本课程对于学生创新素质的培养和提高。同时在完成大作业的过程中，学生的表达沟通能力和团队协作能力也得到了显著提高。

3. 结束语

中药材北豆根药材商品规格等级制定研究成果在"中药商品学"课程中应用，能够有效提高学生课堂学习效率和学习兴趣，加深学生对知识的理解程度。通过在授课内容中引入科研成果，使学生初步构建知识框架，使学生真正熟悉科学研究的基本程序，为毕业后从事科学研究工作或担任专门技术工作奠定基础。

◆ 参考文献 ◆

[1] 唐廷猷.《范子计然》研究——西汉时以药材为主的商品学［J］.成都中医药大学学报，2000，23（2）：56-57.

[2] 詹志来，郭兰萍，金艳，等.中药材品质评价与规格等级的历史沿革［J］.中国现代中药，2017，19（6）：868-876.

[3] 唐廷猷.清人黄奭辑《范子计然》西汉的药材商品手册［J］.中国现代中药，2018，20（8）：1028-1033.

[4] 詹志来，邓爱平，方文韬，等.中药材商品规格等级标准制（修）订的原则依据和方法［J］.中国现代中药，2019，6（21）：669-706.

地龙活性蛋白成分开发与利用向教学资源的转化

地龙，别称为蚯蚓，是中国重要的中药材之一，最早的中药学专著《神农本草经》中收载的 67 种动物药中就有蚯蚓。随着人们生活水平的提高，蚯蚓在医疗、保健和饮食方面需求增加，蚯蚓养殖和开发利用前景广阔。地龙通常指钜蚓科动物参环毛蚓 *Pheretima aspergillum*（E. Perrier）、通俗环毛蚓 *Pheretima vulgaris* Chen、威廉环毛蚓 *Pheretima guillelmi*（Michaelsen）或栉盲环毛蚓 *Pheretima pectinifera* Michaelsen 的干燥体，前一种习称"广地龙"，后三种习称"沪地龙"。除此之外，还有直隶环毛蚓（*Pheretima tschiliensis* Michaelsen）、秉氏环毛蚓（*Pheretima carnosa* Goto et Hatai）及赤子爱胜蚓（*Eisenia foetida* Savigny）等。地龙富含地龙素、地龙解热素、B 族维生素等药效成分，可以提取蛋白酶、蚓激酶、蚯蚓纤溶酶等制成生物药品，具有利尿、镇痛、平喘、降压、解热、抗惊厥等作用。

蚯蚓营养丰富，在医疗和饮食保健方面的用途越来越多。地龙活性蛋白成为研究热点，由于副作用较少、效果显著且作用缓和，是比较理想的血液系统药物。蚯蚓粉蛋白质含量高达 60%～70%，可代替鱼粉，蚯蚓液作为蛋白饲料添加剂，促进畜禽的生长和提高免疫力。在我国台湾和浙江地区，蚯蚓菜谱、蚯蚓面包、蛋糕和蚯蚓干酪成为美味。

1. 地龙活性蛋白成分开发研究简介

1.1 研究领域

蚯蚓液包括蚯蚓原液、蚯蚓提取液、蚯蚓体腔液、蚯蚓营养物液等，是从鲜蚯蚓中提取的体液、血液和细胞内外液或活性成分，或与其他成分的复合制品。蚯蚓液中含有丰富的氨基酸和多肽，能直接为动物机体所吸收，在杀伤肿瘤细胞、化学增效、辐射增效及提高机体免疫功能等方面具有重要作用，主要用于防控细菌、病毒等感染性疾病及免疫性疾病。蚯蚓抗菌肽具有分子量小、热稳定、水溶性好、抗菌谱广及材料来源丰富等优点。蚯蚓及其制品中含有丰富的抗菌肽,具有广谱抗菌作用、增强免疫力和抗肿瘤等特效。目前地龙蛋白多肽类成分的活性研究多集中于提取物及提取部位的活性测定,因此,蛋白多肽单体成分的活性及其机制研究显得尤为迫切。

1.2　研究特色

鲜地龙提取液中的蛋白能够快速治疗哮喘急性发作,改善呼吸困难症状和肺功能。研究人员从赤子爱胜蚓中提取分离得到一种粗蛋白 EP,其在豚鼠哮喘模型整体实验中显示出良好的平喘活性,能够预防抗原攻击后引起的动态肺顺应性下降和肺阻力增高。对粗蛋白 EP 进一步分离纯化得到活性蛋白成分 EP_2,研究发现 EP_2 在整体和离体动物实验中均表现出良好的平喘效果,作用强度与孟鲁司特接近。由此可见,地龙蛋白是地龙平喘作用的物质基础之一。蚯蚓在土壤中经过长期的进化已经形成了抵抗外来微生物侵袭的机制,自身产生一些抗菌类成分。有研究人员从地龙中分离得到的抗菌肽 lumbricin Ⅰ,具有广谱的抗菌活性,且没有溶血副作用,说明该肽可能为地龙的防御系统的重要组成成分。在当前抗生素使用普遍、抗药性细菌不断增多的背景下,基于仿生学,对来源于地龙抗菌活性多肽类成分的深入研究,将有助于新的抗生素的发现。

2. 地龙资源开发研究成果的教学转化

2.1　教学转化的目标

动物药地龙药用历史悠久,资源丰富,为临床常用中药之一。现代研究表明蛋白多肽类为地龙主要成分,具有抗凝血、抗脑卒中、抗菌、抗纤维化等多方面的药理作用,并被用于心脑血管等多种疾病的治疗。在"中药学"授课过程中,对于动物药类涉及知识相对较少,而地龙是其中的典型代表,通过本案例的详细讲解,尝试为动物药蛋白多肽类成分的分离鉴定提供一种切实可行的研究思路及方法,为进一步解决动物药研究存在的关键问题提供技术支持。以此为突破口,能够激发学生对动物药活性成分及其药理作用机制的探究。

2.2　教学转化的主要方法

(1)从社会热点入手,激发学生兴趣。动物类药材不同于传统的植物药,其含有大量的蛋白质及其水解产物,许多都是动物药的主要有效成分。正如地龙既是一种中药材,具有解热、利尿、舒展支气管等作用,还是鱼或宠物的饵料,需求量巨大(图1),目前在各个省市都有喂养蚯蚓的厂家。在利益驱使下,有媒体报道了电蚯蚓行为,蚯蚓被电击后,其所在的土壤也存在着隐患。因此,相关农业专家向国家有关部门提交了《应重视和禁止滥捕蚯蚓现象》的建议,并被报送至了全国政协。随着人工养殖地龙技术的不断成熟,特别是"广地龙""沪地龙",在增加养殖种类和数量的同时,也需要考虑药用地龙的质量。通过上述社会热点,帮助学生树立可持续发展的中药资源生产意识。

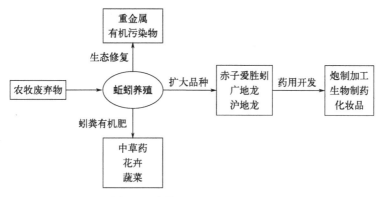

图 1 地龙资源开发模式示意图

（2）以科技前沿为引领,融入课程思政。教学与科研的统一,是教师工作的理想状态。在教学过程中,将相关科技前沿内容与课程知识点相结合,能够不断充实教师的知识水平、完善教学理念,深入了解中药学知识的内部逻辑联系。如蚯蚓提取物在杀伤肿瘤细胞、化学增效、辐射增效及提高机体免疫功能等方面具有重要成效,但其作用机制尚不完全清楚。因此,鼓励学生通过查阅国内外最新文献,了解地龙提取物在抗肿瘤细胞领域的方向,提升中药学本科学生的科研素养。

（3）以生产企业为抓手,创新课堂形式。在进行课堂讲授时,教师可采用视频连线方式,与地龙养殖企业互动,企业管理人员以直播形式对地龙养殖的关键技术措施、生产规模、地龙养殖、销售方式等进行深入讲解,并回答学生的问题。对地龙苗床酸碱度、碳氮比及养分含量进行有效监测,找出地龙繁殖率高的关键环境因子,其次是进一步挖掘地龙的药用价值,提升附加值,充分调动学生的上课热情,对于保证河北地龙产品质量和地龙产业健康发展具有推动作用。

2.3 教学转化效果

在中药类课程中,与药用植物相比,涉及药用动物的研究相对较少。对教师而言,通过地龙活性成分开发的备课,既提高教师自身的科研知识储备,也促进内在的教学动力的转化。课程培养方案是课程教学的行动指南,是保障教学质量和学习质量的重要手段,保证人才培养目标达成的核心文档,对课程质量起着关键作用。对学生而言,通过地龙知识的相关学习,开拓了视野,提高了对所学专业的认可度,培养了创新能力。通过多种途径在教学过程中融入科研,让学生了解、思考并参与到科研工作中，学会发现问题、分析问题、解决问题的思路。

3. 结束语

地龙是传统中药的重要组成部分，其特有功效在中药临床应用中具有不可替代性。但目前地龙研究存在药效物质基础及毒性物质基础不明、质量控制体系不健全等问题，已严重制约了地龙的开发进程。本案例内容通过与药企厂商直接对接，了解相关问题的研究进展，使学生更直观地感受到动物药从研发到临床应用的全过程，对学生的职业规划意义重大。

◆ **参考文献** ◆

［1］ 崔东波，郑彦杰，王运吉，等 . 蚯蚓抗菌肽的分离［J］. 大连工业大学学报，2004，23（4）：265-269.

［2］ 谷仙，房慧勇，王乾，等 . 河北省蚯蚓养殖产业现状研究及发展对策分析［J］. 中药材，2021，44（12）：2743-2746.

［3］ 黄敏文，高宏伟，段剑飞 . 地龙的化学成分和药理作用研究进展［J］. 中医药导报，2018，24（12）：104-107.

［4］ 刘巧，毕启瑞，谭宁华 . 地龙蛋白多肽类成分的研究进展［J］. 中草药，2019，50（01）：252-261.

［5］ Przemieniecki SW, Zapałowska A, Skwiercz A, et al. An evaluation of selected chemical, biochemical, and biological parameters of soil enriched with vermicompost［J］. Environmental Science and Pollution Research, 2021（28）：8117-8127.

中药趁鲜加工的产业化成果向教学资源的转化

中医药作为中华民族的瑰宝之一，随着"一带一路"建设也为中医药国际化发展提供了良好机遇，尤其是中药饮片需求量不断增大，并保持良好的增长势头，中药出口量也在逐年升高。中药行业迎来发展机遇的同时，也存在许多问题，尤其是产地加工工艺不规范，导致有效成分流失及加工成本高等问题。为规范中药材产地加工，优化生产环节，便于贮藏运输，提升饮片质量，中药行业提出了中药材产地趁鲜加工技术，即在产地就将药材切制成片（段、块）后，进入干燥环节。

目前产地趁鲜加工备受企业推崇，但各省市允许趁鲜加工品种仍然不多，《中国药典》（2020 年版）规定仅有 69 种品种可以趁鲜加工，《浙江省中药炮制规范》2015 年版仅新增 43 种产地趁鲜加工中药材。开展中药材产地趁鲜加工具有提升药材加工水平、确保药材质量安全、降低生产物流成本等优势，但目前趁鲜加工品种数量还比较少。为了进一步了解趁鲜加工，团队进行了大黄的趁鲜加工技术研究，为更多的中药材进行产地趁鲜加工提供了思路。

大黄为蓼科植物掌叶大黄 *Rheum palmatum* L. 唐古特大黄 *Rheum tanguticum* Maxim. ex Balf. 或药用大黄 *Rheum officinale* Baill. 的干燥根及根茎，具有泄热通便、凉血解毒、逐瘀通经之功，为临床常用根茎类中药。研究大黄趁鲜切制有助于从深层次了解中药材趁鲜加工的一般规律。

1. 中药大黄趁鲜加工研究简介

1.1 研究领域

以大黄化学成分含量的综合评分为评价指标，并结合饮片性状、干燥时间、闷润时间和次数等参数，综合对比分析产地趁鲜加工与传统加工对大黄饮片的影响。进而优选大黄产地最佳趁鲜加工工艺，并进行同等剂量下趁鲜饮片组与传统饮片在泻下作用的差异性对比，进而探讨大黄产地趁鲜加工的可行性。从科学、客观的角度，确定了大黄趁鲜加工的工艺路线，为其他的品种研究提供了借鉴意义。

1.2 研究成果

对所收集的大黄样品进行了趁鲜切制可行性评价研究。以大黄 5 个游离蒽醌和对应的结合蒽醌的化学成分含量的综合评分为评价指标，结果发现不同的产地趁鲜加工方法对大黄饮片的影响不同，当大黄在含水量为 35％时，趁鲜切制，产品品质最佳，大黄所含化学成分综合评分最高，饮片性状、干燥时间、闷润时间和次数都优于传统加工。大黄趁鲜加工较传统加工工艺更简便、高效，值得推广应用。

2. 中药大黄趁鲜加工研究成果的教学转化

2.1 教学转化的目的

通过本案例教学，达到如下主要目的。

（1）提升学生实践能力。达到对"中药炮制学"课程实践能力的培养要求，拓展学生在各学科或课程的基础知识，使学生初步认识学科和课程交叉的意义，进而强化学生对专业的全面认识与热爱，促使他们今后更好地学习中药学相关课程。

（2）培养学生创新素质。通过带领学生进入教师研究小组，让学生了解中药趁鲜加工真实研究场景，丰富学生对中药炮制学课程的知识理解，学会科研课题从理论到实践的过程，熟悉如何进行实践创新设计，以及进行研究方案的讨论、设计和实施，为今后从事中药学研究提供实践机会。

2.2 教学转化的主要方法

把中药大黄趁鲜加工研究的新成果转化为课程教学资源，关键要处理好以下几方面的问题。

（1）案例教学中重视培养学生科学的思维方法。在讲授"中药炮制学"课程关于中药趁鲜切制原则时，将相关基础知识的传授与本研究成果相结合。着重让学生理解根及根茎类中药材趁鲜切制的具体方法，思考如何更加简便快速地进行相关分析检测，使所学的知识真正运用到解决实际生产问题中。

（2）课堂教学中发挥学生参与课堂活动的主动性。在课程教学中，要特别重视学生的自觉主动参与。在"认识—讨论—实践"环节中，以讲课、演示、实验和讨论等多种形式，把学生的主动性调动起来，鼓励学生在实验中动手设计和操作，在讨论中主动发表和交流各自的意见，在主动参与的过程中得到锻炼和培养。

（3）过程性考核中重视学生综合素质的培养。在课程教学中采用贯穿于整个学期的"课程大作业"考核方式。每 2～3 名同学组成一个团队，选择某一中药材品种，进行趁鲜切制可行性研究，通过自由选题、文献调研、方案设计和报告答辩四个步骤，对所选择的中药材商品规格相关领域进行较系统思考和研究，锻炼学生发现和解决问题的能力，以及表达能力和团队合作能力。

2.3 教学转化的效果

在将中药大黄趁鲜加工研究的最新成果向本科教学资源转化的实施过程中，不断发现问题，注重总结改进，通过"认识—讨论—实践"环节的实施，本教学过程取得一定成绩。

（1）认识环节：明确知识目标，了解前沿知识。把大黄趁鲜切制研究的案例带入课堂进行分析和点评，并带领学生参观实验室，了解最新的研究成果，了解相关仪器设备。播放与中药材趁鲜切制相关的专家讲座，拓宽学生的知识储备。还邀请中药学研究生同学参与到课程教学中，为学生讲解或演示与趁鲜加工相关的中药材加工实验，学生在实验过程中体会科学研究的奥秘。

（2）讨论与实践环节：提升综合运用能力，培养职业核心能力。在授课初，教师根据教学任务给学生布置"课程综合作业"，学生在学习的过程中，不断总结与实践，在学习期间按规定上交完成的作业，并在期末进行师生互评，计入综合成绩，经锻炼学生的表达沟通能力和团队协作能力有了非常明显的提高。

3. 结束语

将大黄药材趁鲜切制的相关研究成果作为案例应用于"中药炮制学"课程，学生能够利用教师提供的科研成果或文献中的类似科研成果，开展实验设计、讨论实验、完成实验等，真正提高自己的科学研究思维；同时在此过程中助力学生创新、创业能力的提升，也促进了学生就业能力。

◆ 参考文献 ◆

[1] 张雪，孙婷，孙婉萍，等 . 我国中药饮片行业发展现状及存在的问题研究［J］. 中国药房，2018，29（13）：1734-1737.

[2] 郭宇，丁文珺，熊斌 .2013—2016 年我国中药产业的发展情况分析［J］. 湖北中医杂志，2017，39（12）：60-62.

[3] 鲍超群，宋欣阳，金阿宁，等 . 道地药材与中药全球引种悖论［J］. 中华中医药杂志，2020，35（9）：4299-4303.

[4] 张志国，杨磊，张琴，等 . 中药炮制的现状及出现的新问题［J］. 中华中医药杂志，2018，33（8）：3233-3238.

[5] 杨俊杰，李林，季德，等 . 中药材产地加工与炮制一体化的历史沿革与现代研究探讨［J］. 中草药，2016，47（15）：2751-2757.

[6] 国家药典委员会 . 中华人民共和国药典：一部［M］. 北京：中国医药科技出版社，2020.

诺贝尔生理学或医学奖与硝酸甘油的教学资源的转化

1864年，诺贝尔先生发现了极易挥发、爆炸性极强的硝酸甘油经硅藻土吸附后稳定性大大增加，并根据这一发现成功研制了安全炸药。随后索布雷洛报道了关于硝酸甘油既具有强爆炸性，又能导致头痛，这一报道引起了哈内曼医科大学赫里克（L. Herrick）教授的关注。经过研究，硝酸甘油具有扩张血管作用，到1977年，在美国弗吉尼亚大学药理学家费里德·穆拉德博士对硝酸甘油及其他硝酸盐类扩张血管复合物的药理作用进行了深入研究，终于发现，这些物质能够分解出氧化氮气体，因而能够松弛血管平滑肌。同期，纽约的药理学家罗伯特·菲奇戈特博士也在研究药物对血管的作用时遇到了个难以解释的矛盾现象：同一药物有时能引起血管收缩，但偶尔又能使血管扩张。路易斯·伊格纳罗博士是洛杉矶的药理学家，也参与了寻找内皮松弛因子的工作。他与菲奇戈特合作或相对独立地进行了一系列极具新意的实验分析，终于在1986年得出了结论：内皮来源的松弛因子就是氧化氮，这一发现使得三位科学家在1998年共同获得诺贝尔生理学或医学奖。

因此，在抗心绞痛药物章节的教学过程中，引入与硝酸甘油相关的历史名人及诺贝尔生理学或医学奖等相关内容，将此课程思政内容融入课堂教学中，弘扬科学精神，使学生在学习过程中敢于创新，为中国卫生健康事业贡献力量。

1. 硝酸甘油与诺贝尔生理学或医学奖简介

1.1 研究背景

心绞痛是冠心病的常见症状，也是冠心病发病的重要信号。心绞痛持续发作若得不到及时缓解则可能发展为急性心肌梗死，严重危及人的生命。现在临床上应用的抗心绞痛药主要包括亚硝酸类、肾上腺素 β 受体阻断药及钙通道拮抗药。其中亚硝酸类药物——硝酸甘油的使用已有100多年历史，舌下含服作用发生迅速、疗效确实，虽然硝酸甘油一直作为血管扩张药用于治疗心绞痛，但其药理作用直到科学家们发现了一氧化氮（NO）的存在部位和生理功能到了 1986 年才逐渐发现硝酸甘油可以通过释放 NO 气体而舒张血管平滑肌。

1.2　研究成果

1970 年内科医生兼药理学家穆拉德等在研究硝酸甘油扩张血管的机制时，发现硝酸盐引起血管扩张的同时，细胞内的环磷酸鸟苷（cGMP）也会升高，而这一作用和 NO 作用相类似。于是他大胆提出不是硝酸甘油而是其分解产生的 NO 与蛋白质发生配位结合，活化鸟苷酸环化酶（SGC）所致。与此同时，纽约州立大学卫生科学中心的佛契戈特（R. F. Furchgott）在验证普遍认为乙酰胆碱对血管的扩张作用时，在实验中却发现体外高浓度乙酰胆碱会导致血管收缩，这一结果发表后被同行所质疑。佛契戈特团队回顾整个实验流程，发现是技术员打药时把血管内皮磨破了。佛契戈特立即抓住这个新发现进行实验验证，断定血管内皮里有能够扩张血管的物质，损伤后将无法维持原来的扩张血管作用。1980 年弗契戈特报道了血管的内皮细胞能释放出一种具有松弛血管作用的物质，称为血管内皮衍生松弛因子（EDRF）。另一个美国药理学家伊格纳罗（Louis lgnarro）则通过巧妙的实验设计证明了 EDRF 就是一氧化氮（NO）。硝酸甘油作为前体药，在血管平滑肌内经谷胱甘肽转移酶释放 NO，NO 与受体结合后激活鸟苷酸环化酶，增加血管平滑肌内皮细胞内第二信使 cGMP 的含量，进而激活 cGMP 依赖性蛋白激酶 G，引起细胞内 Ca^{2+} 浓度降低，松弛血管平滑肌。这些重大发现为硝酸甘油用于抗心绞痛药物的作用机制深入研究奠定基础，正如诺贝尔委员会的 Lindahil 教授在当年的颁奖词中所说："有关 NO 作为心血管系统信号分子的发现，不仅仅揭示了硝酸甘油等血管舒张药的作用机制，且将为诸多疾病的诊断和治疗开辟广阔的前景。"1992 年，NO 被著名的《科学》杂志评选为"年度分子"，同时高度评价了 NO 的发现及其生物学意义。为了表达对默拉德、佛契戈特和伊格纳罗科研工作的肯定和褒奖，1998 年 10 月将诺贝尔生理学或医学奖授予这三位科学奖，历史又一次将硝酸甘油和诺贝尔的名字联系在一起！

2. 诺贝尔生理学或医学奖与硝酸甘油的教学转化

2.1　教学转化的目标

通过本教学实践，达到以下目的。

（1）发挥课程纽带作用，促进专业融合发展。加深学生对"药理学"是基础医学和临床医学的桥梁的理解，在抗心绞痛药物的教学工作中，引入诺贝尔奖和安全炸药——硝酸甘油的发现过程及其设立诺贝尔奖的初衷，引起学生对专业课程间的相互关联作用的认识，促进学生的综合知识与技能的提高。

（2）培养学生创新意识和敏锐的科研素养。药理学教学中药物作用机制是难点，教学中以诺贝尔生理学或医学奖有关生理功能及其机制研究作为切入点，引入1998年默拉德、佛契戈特和伊格纳罗获奖成果：发现在心血管系统中起信号分子作用的NO。通过对各种生理机制的讲解，可加深学生对药理作用机制的理解和记忆。尤其是诺贝尔奖获得者的研究思路、研究中出现的问题，以及解决的方法。重点培养学生分析问题、解决问题的能力。

2.2　教学转化的主要方法

把硝酸甘油和诺贝尔的不解之缘转化成"抗心绞痛药物"课程教学资源，需要注重其在药理学课程教学过程中的运用路径。

（1）在教学导入中，通过案例、故事、导读等方式，向学生展示硝酸甘油在研究过程中发生的小故事，以及研究思路和解决方案，如硝酸甘油和安全炸药或抗心绞痛研究的故事等，引起学生浓厚的兴趣。

（2）在教学过程中，通过奇怪的"周一病"引导学生了解作为炸药的原料——硝酸甘油如何发展成一种缓解心绞痛的药物。重点突出科学家获得硝酸甘油抗心绞痛有效和无效的两组实验对比，重视传授学生科学的辩证思维，让同学们了解科学家们严谨的工作态度，对待科学问题的不屈不挠、坚持不懈、执着前进的精神，这些都是学生在学习、工作甚至是人生道路上的榜样。

（3）在课程评价中，通过对硝酸甘油作用机制教学，提出问题，进行小组讨论，如硝酸甘油为什么会扩张血管？然后引入1998年诺贝尔生理学或医学奖案例——NO和诺贝尔奖，即硝酸甘油及其他有机硝酸酯通过释放NO气体而舒张血管平滑肌，从而扩张血管。通过案例故事讲透各种生理机制又增加了趣味性，也加深了学生对硝酸甘油及硝酸酯类药物药理作用机制的理解和记忆。

2.3　教学转化的效果

"药理学"是联系基础医学与临床医学的桥梁学科，涵盖的知识面广，内容多，较琐碎，学生学习起来觉得枯燥、难理解、难掌握。用讲故事的形式展现枯燥的药理学知识，有利于学生对知识点的理解和掌握。以与诺贝尔结下不解之缘的硝酸甘油为引子，讲授硝酸甘油在发现百年之后，又获得与抗心绞痛的作用机制相关的诺贝尔奖。从这些故事中，让学生真正理解诺贝尔遗嘱"把荣誉和奖金授予做出了最有益于人类重大发现的科学家"，鼓励并引导学生学习科学家严谨细致、勤奋踏实、坚持不懈的科研精神。学生普遍认为硝酸甘油与诺贝尔奖的案例引入课堂教学，能够有效地提高课堂学习效率和对知识的理解，教学效果显著。

3. 结束语

药理学是一门实践性很强的学科，其学科知识来源于科学实验，又在实践中被检验和验证。抗心绞痛药物授课过程中以硝酸甘油和诺贝尔奖为切入点，并融入科研精神培养等思政元素。硝酸甘油作为抗心绞痛药物发现历程案例引入的教学中，以重点了解获奖者发现问题、思考问题、坚持问题、解决问题、反思问题、触发新收获为主要目标，让学生从中收获理论知识体系，运用灵活的思维方式去处理问题，以独特的视角去探索生活中的"新发现"。

◆ **参考文献** ◆

[1] 吴祺. 硝化甘油与抗心绞痛 [J]. 化学史, 2020（9）：13-14.

[2] 王志敏, 李芳. 诺贝尔医学奖相关内容在药理学教学中的应用 [J]. 卫生职业教育, 2017, 35（14）：81-82.

[3] 刘婷婷. 基于"科学精神培养"的药理学课程思政教学研究 [J]. 牡丹江医学院学报, 2020, 41（5）：157-159.

[4] 周兆丽, 郑昊旸, 徐晨钦, 等. 以践行"立德树人"为导向的社会热点整合式药理学教学模式研究 [J]. 教育教学论坛, 2019, 26（2）：40-41.

[5] 王元秀, 孙纳新, 刘月辉. 新生研讨课"百年诺贝尔奖——生理学或医学篇"教学模式探讨 [J]. 高校生物学教学研究, 2016, 9（4）：26-29.

[6] 杨学礼, 冯娟. 一氧化氮的生物效应及其作用机制的研究——1998年诺贝尔生理学或医学奖工作介绍及研究进展 [J]. 生理科学进展, 2008, 39（1）：91-95.

吗啡的应用管制及在镇痛药中应用成果向教学资源的转化

说起吗啡，很多人都会有点谈虎色变的感觉。实际上，人类使用阿片类药物的历史已经超过四千年了。WHO 推荐，吗啡是治疗重度癌痛的金标准用药，欧洲姑息治疗学会也将吗啡确定为治疗中、重度癌痛的首选用药。

吗啡是临床上广泛使用的强效镇痛药，其镇痛作用对一切疼痛均有效，对持续性钝痛，比间断性锐痛、内脏绞痛的效果强。吗啡主要通过模拟内源性抗痛物质内啡肽的作用，激活中枢神经阿片受体而产生药理作用，但长期使用会引起镇痛耐受和成瘾等副作用。而根据《中华人民共和国刑法》第 357 条规定，毒品是指鸦片、海洛因、甲基苯丙胺（冰毒）、吗啡、大麻、可卡因以及国家规定管制的其他能够使人形成瘾癖的麻醉药品和精神药品。因此，吗啡既是救命镇痛的良药，也是致人成瘾、危害个人健康、家庭幸福、社会安定的毒品。如何管理和使用吗啡，是一个国家、社会、医疗机构等共同的责任。

在镇痛药的教学过程中引入与吗啡相关的历史事件、吗啡镇痛机制的发现与合理应用等相关内容，对于学生深入理解药物研发过程、药物作用机制和临床应用具有重要的教学意义。

1. 吗啡在镇痛药中的研究简介

1.1 研究领域

国际上已将吗啡等镇痛药作为临终患者姑息治疗中治疗呼吸困难和疼痛的首选药物。国际癌症诊疗权威机构——美国国立癌症综合网络（NCCN）近十年来连续出台并更新《关于癌症晚期患者的姑息治疗临床指南》。NCCN 指南明确提出，对于预期生存时间短，只有数天至数周的恶性肿瘤晚期临终患者，出现呼吸困难，治疗重点是提高患者舒适感，可使用吗啡等阿片类药物进行治疗，对急性进展的呼吸困难还需考虑增加吗啡剂量和滴定速度。由此，世卫组织把吗啡作为晚期癌症患者缓解疼痛的一线药物，明确指出中重度疼痛应该及时使用吗啡。为了正规且合理地使用吗啡，团队跟踪了许多临床患者，期望能够找出适合剂量给患者减轻疼痛。

1.2 吗啡研究成果和特色

吗啡是癌痛治疗的首选药物，世界疼痛协会把吗啡的消耗量作为衡量一个国家癌痛治疗水平的指标之一。曾统计，占到全世界人口不到 5％的美国用了全世界吗啡用量的 60％，中国的用量不到全世界的 2％，这表明中国的镇痛治疗中尚存某些误区，也更显示我国很多疼痛患者依然忍受着疼痛的折磨，尤其是癌痛患者。

1962 年，我国学者邹冈首先证实了吗啡的镇痛有效部位在中枢第三脑室和中脑导水管周围灰质，这一研究结果被认为是吗啡镇痛研究中具有里程碑意义的成果，被美国科学情报研究所出版的《科学引文索引》选为"引用经典"之一。吗啡作为药物使用更需要了解如何合理地使用药物。一般首选口服的给药途径，但随着疼痛的加剧及疾病加重用药方式应遵医嘱。还有就是需按照规定的时间用药——止痛药物应有规律地按规定间隔时间服药，而不是等到疼痛了才服药。如吗啡缓释片、羟考酮缓释片等，应严格按照 12 小时的时间间隔服用。

2. 吗啡的研究在镇痛药的教学转化

2.1 教学转化的目的

通过本教学实验，达到如下主要目的。

（1）专业课程与思政元素有机融合。罂粟是制取鸦片以及现代毒品的主要原料。鸦片曾经给中华民族带来过巨大的灾难，且毒品问题依旧是全球性的灾难。通过引入吗啡、鸦片等案例讲解，培养学生正确认识毒品与药品，作为一名医学生科学引导身边人，尤其是青年端正对毒品的认识，加强思想道德的约束、珍爱生命、远离毒品。

（2）课程教学和临床应用相结合。通过学习吗啡，引导学生在工作中意识到药物是把双刃剑，随意滥用也会导致患者的成瘾现象和不择手段的觅药行为。临床工作者应加强自身责任心，同时加强对患者的用药教育，医患双方共同努力，合理使用中枢镇痛药。

2.2 教学转化的主要方法

（1）结合教材延伸知识内容。邹冈毅然放弃国外高薪，回到国内，在极其艰苦的条件下，积极努力地开展科学研究，并取得重大突破。引导学生认识到科研人的爱国主义情怀，坚持不懈、努力奋进的科研精神。鼓励同学们，学习先辈，努力克服困难，向着自己的理想坚持奋斗。

（2）重视课堂拓展评价内容。学生是学习的主体，兴趣是最好的老师。在课程教学中，要特别重视学生的自觉主动参与。在课前让学生们学习吗啡的植物来源、构效关系、药用价值、毒品危害等。以罂粟图、吗啡药品包装图、鸦片成瘾者图片等多种形式，鼓励学生进行小组讨论或交流，为深入学习吗啡的镇痛机制奠定基础。

（3）引导自主学习提升创新能力。通过结合 PPT 动画演示介绍吗啡作用部位及作用机制。引导学生自由组合进一步深入讨论吗啡的作用机制，鼓励学生查阅文献，深入了解传统镇痛药和新型镇痛药的作用机制区别，同时构建自己的系统思考和分析路径。

2.3 教学转化的效果

在将吗啡发现与研究的沿革，以及合理临床与原则等研究成果转化为教学资源的过程中，不断发现问题，总结改进，通过"认识—实验—实践"三个环节，取得了较好的教学效果。

（1）结合前沿知识，提升认识高度。结合吗啡的科学研究前沿，解决人们对吗啡的认识问题，尤其是医学生在未来合理使用吗啡的心理障碍。同时结合大量的实验数据，只要病情需要，用药规范，此类药物不仅能够很好地缓解疼痛，更不会导致成瘾，要知道疼痛是成瘾的最佳拮抗剂！

（2）增加实践活动，培养创新能力。通过讲授吗啡合理应用原则，使学生们模拟患者，体会对止痛药的心理需求与矛盾，并从医生角度给出科学的解释，通过此过程使学生能够充分意识到从问题到解决问题的路径，在这个过程体会如何通过科学研究或实验数据去解决未知问题，进而提高了学生的职业素养和创新意识。

（3）注重学生全面发展，强化职业核心能力。在学生小组通过完成课前、课中、课后的讨论，使自己能够对问题进行全面的了解和分析，进而锻炼了学生的综合解决问题的能力。在药理学教学实践中，学生能够在模拟药房或临床实践中，体会患者与医生、药师、护理人员的关系，培养学生在面对问题的时候如何思考，以及学生的表达沟通能力和团队协作能力。

3. 结束语

对吗啡的使用，普通人就认为是在吸毒，但实际上吗啡是临床上作为疼痛缓解以及呼吸困难等疾病治疗的首选药物。吗啡相关的研究成果作为"镇痛药"这一章节授课的案例，学生普遍反映能够较好地通过吗啡的镇痛机制将药物与毒品进行区分，进而提高课堂学习效率和对知识的理解，也促进了学生对自己未来职业的认识，提高了为患者解决痛苦的信心。

◆ 参考文献 ◆

[1] Betty R Ferrell, Jennifer S Temel, Sarah Temin, et al. Integration of Palliative Care Into Standard Oncology Care: American Society of Clinical Oncology Clinical Practice Guideline Update [J]. J Clin Oncol, 2017, 35（1）：96-112.
[2] 杜冠华. 药物学原理 [M]. 北京：人民卫生出版社，2009.
[3] 廖端芳. 药理学 [M]. 北京：人民卫生出版社，2016.

生态大数据在酸枣品质形成机制中的研究成果
向教学资源的转化

随着大数据技术的迅猛发展，生态大数据的建设为收集并分析繁复的、跨空间的、跨领域的生态环境数据提供了的更科学高效的手段，这将为解决生态环境问题的治理开辟新路径。正如中药材的道地产区并不是一成不变的，历史不同时期的气候变化都可能使道地产区中药材的开花物候、经纬格局发生改变，药用植物种群的自然生境发生退化、扩张或迁移。中药资源作为一种特殊的农业资源，其栽培、生长和采收也会受到气候变化的极大影响。因此，基于生态大数据对药用植物在气候变化过程中，其主要的药效成分种类如何发生变化，或对药品的质量安全影响程度，都需要进行深入分析。

"道地药材"是指经中医临床长期应用筛选出来的，历史悠久、品种优良、疗效显著、具有明显地域特色，且质量优于其他产地的中药材。酸枣仁为鼠李科植物酸枣 [*Ziziphus jujuba* Mill. var. *spinosa*（Bunge）Hu ex H. F. Chou] 的干燥成熟种子，始载于《神农本草经》。野生酸枣广泛分布于太行山—燕山一带，酸枣仁是河北省最具代表性的道地药材之一，酸枣仁中斯皮诺素和酸枣仁皂苷是发挥镇静、催眠作用的主要药用成分，其质量优劣事关治疗效果。在"中药资源学"课程中，酸枣属于主讲内容之一，酸枣作为生态恢复的先锋种，物种分布较为广泛，生态适应性强。因此，引导学生从生态大数据角度探讨酸枣的道地产区形成机制及其药性的改变的原因。

1. 生态大数据对酸枣品质形成机制影响简介

1.1 研究领域

环境是影响中药材产量和质量的重要因素。随着研究的不断深入，基于地理信息系统的区划方法已成为现阶段中药材区划研究采用的主要方法。其中运用最大熵（Maximum Entropy，MaxEnt）模型是 Jaynes 首次提出，2004 年首次被应用于物种潜在分布区预测。MaxEnt 模型是基于物种分布数据和环境数据计算研究区内物种分布概率的最大熵，对物种类别无特殊要求，可通过较少的样本预测未来物种区域分布，其形式与回归模型（logistic）类似，再基于一定算法推算物种的生态需求，进而预测适宜物种分布区。药材的品质区划，是研究不同区域中药材药用价值的差异性分布规律。借助地理信息系统（Geographic Information System，GIS）平台的空间插值进行处理，可实现药材品质空间量化。结合 MaxEnt 模型和 GIS 平台，对酸枣生态及品质适宜性进行了分析和阐释，为相关药材的栽培选址、产业化种植等研究提供了理论依据。

1.2　研究特色

正如酸枣的大多数研究仅是针对物种自身生长所需温度、降水等环境条件对中药材产地适宜性分析，并未充分考虑气候变化背景下不同区域中药材主要药用成分的影响，这就削弱了对酸枣优质品质培育的指导作用。团队利用在全国不同地区采集的酸枣仁样品，测定斯皮诺素和酸枣仁皂苷 A 含量，并结合采样点最新的气候、土壤和高程等遥感数据，运用最大熵模型揭示影响河北省优质酸枣仁的主导生态因子，预测优质酸枣仁在未来气候变化下潜在分布区域。研究发现在气候变化情境 RCP 2.6、RCP 4.5 和 RCP 8.5 条件下，适合酸枣仁的区域减少，一些高适宜性区域成为低适宜性区域。该项研究将为药用酸枣资源调查、保护及可持续开发利用提供科学参考资料。

2. 生态大数据在酸枣品质形成机制中的研究成果的教学转化

2.1　教学转化的目标

（1）课程内容有前沿性和时代性。对于"中药资源学"课程教学内容而言，时代性则要求教学内容反映当下时代特有的某些因素，须根据时代发展、科学技术的进步适时调整课程教学内容，教学内容应跟上时代科学技术、思想政治、经济文化发展状况，如将生态大数据与酸枣药用成分有效结合，符合教师课程教学内容体现前沿性和时代性，根据教学要求应在教学大纲、教学设计、教材、课堂教学过程中呈现出生态大数据在酸枣品质形成机制中的相关内容。

（2）教学形式体现先进性和互动性。从价值判断看，先进性标准本质上就是一种"有利于"标准。由于大学教学要求以学生发展为中心的价值理念，因此对教学形式的先进性评价应基于教师所采用的教学形式是否有利于满足学生学习的需要，或有利于教学内容的呈现来作出判断。此外，还可考察互动是否从课堂上延伸到课外，如布置作业要能够引导学生在课余时间投入精力学习、思考，或在课后组成学习小组，共同探索、合作完成有关酸枣研究紧张的学习任务。

（3）学习结果具有探究性和个性化。在整个酸枣品质形成机制案例教学过程中以探讨和研究的方式展开，从生态大数据的获取到模型的运算和结果的讨论部分，要求学生经过观察、提问，到运用各种资源设计研究方案，再到分析和给出答案，以及对答案的检验和与他人交流，实际上起到对学生的学习自主性、学习方法和问题解决能力的培养。

2.2　教学转化的主要方法

（1）理论特色突出。在长期医疗实践过程中，"道地药材"成为优质中药材的代名词，成为评价中药材品质的综合性标准。黄璐琦院士从生物学角度阐明道地药材的表型是由自身的遗传本质——基因型所决定的，并受特定的生境条件影响。道地药材的形成应是基因型与生境之间相互作用的产物，可用公式表示：表型＝基因型＋生境饰变，结合指纹图谱技术、分子生药学、生物效价检测等多种现代技术手段，可吸引学生对科研的兴趣和从事中医药研究的热情。

（2）科研成果课堂重现。道地药材的质量评价与形成机制研究一直是中医药界关注的焦点，需要系统的理论框架。基于酸枣生态大数据，通过最大熵模型 Maxent 再现未来气候变化情境下优质酸枣仁分布区域，将整个研究过程生动形象地在课堂展现，使学生深刻地理解环境变化对道地药材品质形成的关键作用，激发学生对《中药资源学》的学习热情。

（3）本科生、研究生高效协作。鉴于酸枣生态大数据的研究内容的数据量大，本科生经验不足，因此采取"传、帮、带"的策略，要求本科生在研究生指导下参与酸枣生态大数据的标准化处理，在提升研究生科研水平的同时，也帮助本科生实现所学知识的灵活运用，会对书本上相对机械的理论知识有了更深的理解。

（4）跨学科综合应用。本研究内容除了需要学生掌握基本的中药资源基础知识以外，还要求具备一定的地理信息技术、遥感技术、数学模型的应用以及生物统计学等相关知识。通过教师的一系列翔实的讲解，学生能够在无形之中感受到"学无止境"的精神，对于取得的科研成果，学生还需要进行举一反三，学会整合多种资源才能取得更多的创新性成果。通过这样的课程学习，也能够让同学们对自己的专业和职业规划有更清晰的认识。

2.3　教学转化的效果

本课题涉及知识门类较多，跨学科教学能够促进学生知识结构的构建，其目的是学生在问题面前，能够灵活运用自己的知识解决问题，其中教师所发挥的作用不可小觑。授课教师需要终身学习、关注科研前沿，且需要有合作意识，以此为学生创造出高质量、真实的案例。学生需要在教师授课过程中，能够直观地感受到教师备课的态度与付出，对这样一场知识盛宴，更加努力地汲取。

通过酸枣生态适宜性的讲授，学生应对酸枣产业发展过程中存在的突出问题有更清晰的认识。如京津冀地区地形地貌多样，海拔落差大，环境异质性强，尤其是土壤中根际微生物介导的中药材道地性研究备受关注。而根际微生物参与药用植物的生长发育和代谢的相关性，在药用植物的养分吸收、土传病害防治、非生物胁迫应激等方面扮演着关键角色。

3. 结束语

通过环境条件和药用成分含量的综合分析，预测了优质酸枣仁的潜在分布，为更全面、可靠地控制酸枣仁药材质量提供了可行性条件。目前，酸枣主要分布在中国北方，样本采集点主要集中在河北、山东、陕西等省份，虽然本案例中选择的MaxEnt模型进行区域适宜性研究，但其他计算模型是否可以提高未来气候预测的准确性，需要师生共同分析研究，为更准确地预测酸枣的潜在分布提供重要数据支持。

◆ **参考文献** ◆

[1]　黄璐琦，张瑞贤."道地药材"的生物学探讨 [J]. 中国药学杂志，1997，32（9）：563-566.

[2]　韩邦兴，彭华胜，黄璐琦. 中国道地药材研究进展 [J]. 自然杂志，2011，33（5）：281-285.

[3]　Li J, Fan G, He Y. Predicting the current and future distribution of three Coptis herbs in China under climate change conditions, using the MaxEnt model and chemical analysis [J]. The Science of the Total Environment, 2020, 698（Jan. 1）: 134141. 1-134141. 8.

[4]　Phillips S J, M Dudík, Schapire R E. A maximum entropy approach to species distribution modeling [C]. Machine Learning, Proceedings of the Twenty-first International Conference, Banff, Alberta, Canada, ACM, 2004: 655-662.

桂枝加桂汤口服液开发研究成果向教学资源的转化

桂枝加桂汤出自汉代张仲景的《伤寒论》，具有温通心阳、平冲降逆之功效。主治烧针令其汗，针处被寒，核起而赤者，必发奔豚，气从少腹上冲心者。阵发性气从少腹上冲心，发作欲死，伴心悸，四肢欠温，舌质淡，苔白润，脉浮缓或沉迟。为阳气虚弱、阴寒上冲之奔豚病证。本方由桂枝汤重用桂枝而成。重用桂枝，意在温通心阳，以制肾水，共奏温通心阳、平冲降逆之功。现代研究表明，桂枝加桂汤对出现奔豚气的多种疾病如某些心脏病、神经症、顽固性呃逆等消化系统疾病、偏头痛、顽固性头痛甚至癫痫等均有效。

桂枝加桂汤属于汤剂，汤剂是我国应用最早、最广泛的一种传统中药剂型。汤剂适应中医的辨证施治、随症加减的原则，具有制备简单易行、吸收快、能迅速发挥药效的特点。但是，汤剂需临用时新制，久置易发霉变质；不便携带；服用容积大，尤其是儿童难以服用；脂溶性和难溶性成分以水煎煮，不易提取完全等缺点，导致汤剂的应用群体和生产效率受限。

而口服液因其服用剂量小、吸收较快、质量稳定、携带和服用方便、易保存，并尤其适合工业化生产的优势，在现代中药制剂中发展迅速。有些口服液也适于中医急症用药，如四逆汤口服液、银黄口服液等。根据临床需要，将汤剂改制成口服液，也成为药物制剂中发展较快的剂型之一。但口服液的生产设备和工艺条件要求都较高，成本较昂贵。

1. 桂枝加桂汤口服液开发简介

1.1 研究背景

汉代张仲景的名方——桂枝加桂汤主治奔豚病证，以桂枝（15g），芍药（9g），生姜（9g），炙甘草（6g），大枣（擘，12 枚）入药，加水 1400mL，煮取 600mL，去滓，温服 200mL。炙其核上各一壮。目前，桂枝加桂汤的临床应用方式仍以汤剂为主。汤剂，系指将饮片加水煎煮、去渣取汁而得到的液体制剂。汤剂外观似为混悬液，实系液体复合分散体系，药物以离子、分子或液滴、不溶性固体微粒等多种形式存在于汤液中。中药汤剂需临用前煎煮制备，难以适应现代社会快节奏的生活方式和临床应用的需要，随着中医临床实践和中西医结合救治危急重症等研究工作的开展，汤剂的剂型改进也取得了一定成效：对于协定处方或经方可将剂型改进制成合剂（或口服液）、糖浆剂等，既保留了汤剂吸收迅速的特点，又能适应工业化加工生产的要求，例如将小青龙汤、小建中汤制成合剂；养阴清肺汤制成糖浆剂等，也有将饮片制成袋泡茶剂，使用时以沸水冲泡饮用，具有体积小、便于携带贮存、使用方便等特点。

1.2　研究成果

桂枝加桂汤由汤剂开发为口服液，主要包括中药材前处理、口服液制备工艺的设计开发及质量评价。

处方：桂枝（150g），芍药（90g），生姜（90g），炙甘草（60g），大枣（擘，120枚）。

制法：桂枝、生姜两味，采用水蒸气蒸馏法提取挥发油，收集，$-20℃$密封保存，备用。药渣与其他药味煎煮两次，过滤去渣，滤液浓缩，加入乙醇至其含量达50%，静置过夜，3500r/min 离心5min，倾取上清液，回收乙醇后，料液浓缩至适量，桂枝、生姜混合挥发油用5mL 无水乙醇溶解后加入上述浓缩液中，最后加水至600mL。灌装、灭菌，质量检查、包装。

质量检查：除了《中国药典》（2020版）中合剂的检查项目外，还包括采用 HPLC 法检测口服液中肉桂酸的含量（色谱条件——色谱柱：C_{18} 柱（4.6mm×250mm，$5\mu m$），甲醇-0.5%磷酸（50∶50，体积分数）溶液为流动相，流速 1mL/min）。

功效主治：温通心阳，平冲降逆。烧针令其汗，针处被寒，核起而赤者，必发奔豚，气从少腹上冲心者。

临床应用：每次30mL，每日2次。

注意事项：内有郁热证、中焦实热证及热性腹胀气肿者忌用。

2. 桂枝加桂汤口服液研究开发成果的教学转化

2.1　教学转化的目的

通过本教学实验，达到如下主要目的：

（1）培养学生的动手、操作能力。通过对中药材活性成分提取、合剂制备、制剂质量检查等实践，除了要求学生掌握中药成分提取等中药材前处理、各类剂型的理论知识，同时也要求学生掌握中药材的浸提、精制、浓缩的中药材处理手段和合剂的调配、灌封、灭菌等剂型制备的操作技能。

（2）培养学生的科研素质和创新理念。由汤剂开发为口服液，主要解决的问题包括汤剂组方中活性成分的确定、辅料的选择、有效成分提取、纯化方法及工艺的选择、优化、剂量的设定等多个环节，通过带领学生共同参与其组方设计、制备工艺设计、工艺优化以及质量评价、剂量设定等各环节中相关内容和影响因素的讨论、制定实验研究方案，并有针对性地实施，培养学生中药传统制剂开发的唯物主义辩证观、科研思路和探索精神，并为今后从事中药现代制剂的研发奠定一定的理论基础和实践能力。

2.2　教学转化的主要方法

将桂枝加桂汤口服液开发的课题转化为课程教学资源，关键要处理好以下几方面的问题。

（1）导入环节，要注重中医药文化的传承，并牢记守正创新的原则。要注重培养学生的中医药基础理论知识构架的建设，并将现代科学理论技术有机融合起来。例如，在讲授"中药药剂学"汤剂一节时，除了讲授汤剂的特点、制备及影响汤剂的因素外，更要关注汤剂的现代制剂开发，其开发的意义不言而喻，既丰富我国疾病治疗的手段、满足现代化生活的需要，也是传统中医药走出国门、走向世界的关键。通过该重要性的探讨，提高学生学习兴趣，也是对学生爱国、培养民族自豪感、提高学生职业责任担当的思政教育。

（2）教学过程，要注重对中医药理论基础的学习与现代药物制剂技术理论的结合。促进学生中医药双思维的构建以及辩证唯物主义世界观的形成。在课程教学中，采用多种教学方式方法，提高学生对理论知识的学习兴趣和实践环节的参与积极性。在"理解基础知识、掌握实践技能、解决实际问题"三个环节中，以理论授课、分组讨论和具体实验等多种形式，调动学生的学习主动性，对汤剂改良、口服液开发等剂型改造中关键环节和要素进行讨论、辩证和设计，对影响剂型开发的关键因素进行讨论、分析，并总结出解决方案。并在实践过程中进行验证，能科学地分析问题、准确地解决问题。在整个教学过程中，拓宽了学识、提升了科研素养、锻炼了科研能力。

（3）课程考核，重视学生综合素质的培养。本课程尝试了贯穿一个学期的"课程大作业"考核方式。即进行分组，每4～6名同学组成一个团队，针对桂枝加桂汤口服液开发中涉及的关键要素：如处方的确定（包括辅料选择及剂量的确定）、中药材前处理方法的确定及工艺优化（如有效成分提取、纯化、浓缩等）、灭菌方法的选择、质量检查项目的确定、剂量的确定等，通过自由选题、文献检索、工艺设计以及报告答辩四个步骤，鼓励学生在中药传统制剂向现代化开发方面进行系统性思考和研究，根植中医药文化和理论，培养学生创新精神、团战精神，以及锻炼学生发现问题、解决问题的能力、口头表达能力。

2.3　教学转化的效果

在将桂枝加桂汤口服液开发的课题向中药学专业教学资源转化的实施过程中，对发现的问题逐步总结改进，通过"理解基础知识、掌握实践技能、解决实际问题"三个环节，取得了一定的进展。

（1）基础知识环节，明确知识目标，并对目前中药口服液最新进展要有一定了解。将桂枝加桂汤口服液开发的案例带入课堂进行分析和点评，进而对中药口服液的来源、组方设计、活性成分的提取方法和工艺、配制灌封与灭菌以及临床应用原则等内容进行拓展，熟悉中药汤剂开发过程的关键要素和主要环节。通过汤剂、口服液的特点、制备过程的对比、养阴清肺糖浆微课视频的学习，使学生既要充分认识到中医药剂型开发及临床应用，一定要建立在中医药理论之上，并融合现代制剂技术，注重其双思维的培养。

（2）实践技能环节，提高学生的主动参与性，培养创新素质。中药药剂学实验课中有6学时的合剂实验课，在具体的实验安排中，课前学生完成桂枝加桂汤提取、纯化方法的选择及工艺控制设计、完成口服液处方设计、灭菌方法的选择等内容；在课上完成桂枝加桂汤活性成分的提取、纯化、浓缩，口服液配制、灌封及灭菌操作；课后针对口服液质量检查中存在的问题，进行讨论、交流、总结，形成统一意见，再返回实验室进行验证。最后形成总结报告。通过这样的授课形式，显著提高了学生学习的主动性，同时对学生的创新能力和实践能力也进行了有针对性的锻炼。

（3）解决实际问题，注重学生职业核心竞争力的培养。通过对桂枝加桂汤改良这一实践过程的应用，学生完成了从组方论证及设计、活性成分提取纯化、口服液制备以及质量评价等步骤，这几乎涵盖了中药汤剂改良成口服液（或合剂）的最主要环节，在这个过程中，学生的创新能力和综合科研素质得到了锻炼。并且，该教学模式也向生物药剂学与药物动力学、药事管理学、中药分析等课程以及其他专业的主干课程进行推广，学生在本专业课程的学习中，能主动学习、积极思考和探索，提出了很多新颖的观点，充分体现出本课程对于学生创新素质的培养和提高。

3. 结束语

桂枝加桂汤口服液开发案例已经较为成功地转化为本科教学资源。大多数学生认为该成果无论在理论授课还是实践环节中，参与度高，可实践性强，积极利用课下时间查文献、总结分析中药口服液的研发现状；针对处方组成、制备工艺、质量检查等诸多问题，积极讨论分析、交流总结，最后又回到实验室进行论证……课后，许多学生对中药药剂学尤其是制剂开发方面产生浓厚兴趣，也对中药汤剂的改进、开发成现代制剂提出了许多问题和设想，充分感受到了"科学研究"的快乐。

◆ 参考文献 ◆

[1] 刘振伟. 桂枝加桂汤加减治疗房室传导阻滞286例 [J]. 国医论坛, 2005（05）: 5.

[2] 要瑞丽. 板陈黄口服液的研究开发与应用 [J]. 中国动物保健, 2014, 16（07）: 25-28.

[3] 杨渊, 张在其. 参茯口服液的开发及保健品市场现状分析 [J]. 食品安全导刊, 2017（18）: 56-57.

[4] 黄慈辉, 林云鑫, 温晓雯, 等. 桂枝加桂汤治疗奔豚证 [J]. 中国民间疗法, 2018, 26（08）: 60-61.

[5] 谭丽媛, 李思思, 逄安航, 等. 银柴退热口服液的制备工艺及中试生产研究 [J]. 中药材, 2020, 43（09）: 2223-2227.

栀子柏皮汤中药效物质筛选研究成果向教学资源的转化

栀子柏皮汤出自《伤寒论》，具有清泄湿热之功效。主治伤寒，身黄发热者。本方黄柏苦寒，善清脏腑结热，且能泄湿退黄；以苦寒之栀子清泄三焦而通调水道，使湿热从小便而出；甘草甘平和中，防栀、柏苦寒伤胃；三药配伍，达到以清泄里热为主，兼以祛湿的功效。

中药复方是中医防治疾病的主要临床应用形式，开展中药复方全方及拆方研究，有助于阐明中药复方的配伍组成原理及作用机制。通过对中药复方栀子柏皮汤全方与拆方指标成分的差异研究，解读该栀子柏皮汤中有效部位、组分或功能团的配伍机制，阐释不同拆方组中不同类型化合物之间的相互作用关系，全面阐释中药复方对疾病的多靶点治疗作用，建立治疗临床疾病的新型高效中药的组方优化理论和设计方法学，充分反映药物疗效性和安全性的指标，是提高临床疗效的关键，也有利于中药复方的运用与推广。在授课过程中，让学生积极参与临床药方拆方研究，有助于学生理解中医药理论，并从临床及实验中发现现象，揭示规律，形成方法，提升理论，达到预期教学效果。

1. 栀子柏皮汤中药效物质筛选研究简介

1.1 研究领域

中药复方是在中医理论指导下，按辨证施治的原则由两味或两味以上的中药组成。中药复方是中医药的特色之一，也是其精华所在。大量临床实践证明，中药复方的疗效优于单味药，这一事实充分反映出中药配伍理论具有深刻的科学内涵。然而，无论从化学成分还是从药理作用的角度来看，中药复方都是一个复杂体系，尚有许多问题有待阐明。迄今为止，从现代医学的角度对中药复方组方原理及配伍理论的认识还十分有限。尽管如此，近年来许多学者从多方面对中药复方的配伍理论进行了探索和研究，其中拆方是研究中药复方组方原理的重要手段之一。

1.2 研究成果

栀子柏皮汤来源于汉代名医张仲景的《伤寒论》，由栀子、黄柏和炙甘草三味中药组成，用于治疗伤寒、身黄发热症。栀子苷是栀子的主要有效成分之一，《中国药典》规定栀子苷为栀子的质量控制指标，现代研究表明，其具有抗炎、抗动脉粥样硬化、解热、利胆、抗血栓等多种药理作用。为探究栀子柏皮汤的配伍规律、了解全方与拆方指标成分差异，以栀子柏皮汤为研究对象开展实验。根据已报道的药效学研究结果结合传统中药理论，以主要活性成分栀子苷、甘草酸、盐酸小檗碱、盐酸巴马汀为评价指标，研究其在全方组及不同配伍组中的含量差异。通过测定以上 4 种指标成分在栀子单味药组、黄柏单味药组、炙甘草单味药组、栀子-黄柏拆方组、栀子-甘草拆方组、黄柏-炙甘草拆方组和栀子柏皮汤全方组 7 种汤剂中的含量，结果显示，栀子柏皮汤全方水煎液中的栀子苷、盐酸巴马汀、盐酸小檗碱、甘草酸在对应药材中的平均含量分别为 47.53mg/g、0.28mg/g、23.32mg/g、13.86mg/g；缺炙甘草拆方组水煎液中的栀子苷、盐酸巴马汀、盐酸小檗碱在对应药材中的平均含量分别为 51.73mg/g、0.38mg/g、26.43mg/g。炙甘草药味的存在削弱了复方中栀子苷成分和生物碱类成分盐酸小檗碱和盐酸巴马汀的溶出。所建立的方法，简便、准确、稳定，可用于栀子柏皮汤化学成分的含量测定，为栀子柏皮汤的质量评价及其配伍科学性研究提供了科学依据。相关研究成果已发表在《中医药导报》杂志上。

2. 栀子柏皮汤中药效物质筛选研究成果的教学转化

2.1　教学转化的目的

通过本教学实践，达到如下主要目的。

（1）培养学生对"中药药剂学"课程学习的自主性。以引导性教学模式为主，以教师辅导、学生讨论相结合的方法，引导学生向自主性学习转化。学生自行设计实验方案，综合运用多种方法进行实验，培养学生综合实践能力、解决问题的能力，切实达到培养应用型、创新型人才的目标。

（2）培养学生综合运用知识的能力。实验方案的设计需要学生运用扎实的基础知识和专业知识。如提取工艺的设计就要求学生对处方中每一味中药所含的化学成分以及成分的性质有充分深入的了解。通过查阅相关文献资料，锻炼和增强学生"中药学""中药药剂学"等课程的相关知识点的运用和理解。综合设计性实验则让学生将不同学科之间的知识内容相互结合与应用，培养了学生对零碎分散的知识或技能的综合运用能力。

（3）构建学生的科研思维框架。科研实践的每一个环节，从最先的选题、查阅文献到最后的实验数据处理，包括论文撰写的整个流程，都由学生亲自去操作和领悟。在这一过程中对学生进行完整有效的系列科研训练，在培养学生实验操作能力的同时也提升了其科研创新能力及现代科学思维，使学生能够基本掌握科学研究思路和研究方法，提高学生整体的科研素质，对学生今后的毕业设计及毕业论文的撰写有很大的帮助。

（4）提升学生团队协作能力。每一项科研课题都是在团队合作的基础上去完成的。培养学生团队合作能力，不管是对学生今后的科研工作能力的培养，还是实际岗位工作能力的培养，都是至关重要的，让团队精神和互相合作的意识贯穿整个实验过程，有效培养学生的团队协作能力，为以后职业生涯奠定坚实基础。

2.2 教学转化的主要方法

把中药复方栀子柏皮汤全方与拆方指标成分差异研究的新成果转化为课程教学资源，关键要处理好以下几方面的问题。

（1）夯实本科生基础知识体系。所有创新思维能力的培养都建立在夯实基础理论的前提之下。在中药学类本科生培养方案中，课堂教学是基础环节，是开展科学研究和撰写学位论文的奠基石。因此，教师应提升教学水平，利用课堂教学能够与学生面对面直接沟通交流的机会，做好课程教学设计，灵活运用各种教学方法，如案例导入、动画演示、课堂翻转、PBL等模式，让课堂生动活跃，提高学生的参与度，实现"以学生为中心"的课堂教学。

（2）以教学案例方式佐证学生所学知识的有效性。将中药复方栀子柏皮汤全方与拆方指标成分差异研究作为案例，充实到当前课程教学内容之中，作为对学生所学知识有效性的佐证。结合中药药剂学汤剂制备工艺或制备方法的优化相关知识，我们可以充分证明全方和拆方提取的有效成分存在差异，进而影响方剂的临床疗效。这种转化途径的主要特点在于以学生当前所学知识为主体，以科研成果为支撑，通过科研成果转化而来的教学案例，进一步夯实学生对所学知识的深刻理解。

（3）以理论引申的方式扩展学生所学知识的深入性。中药复方栀子柏皮汤全方与拆方指标成分差异研究成果是对学生所学知识的进一步延伸。应该以理论引申的方式，充实到当前课程教学内容之中，作为对学生所学知识不完善性的一种弥补。这种转化途径的主要特点在于以学生当前所学知识的不完善性为驱动，以科研成果为解决问题的契机，通过科研成果转化而来的理论引申，从正反两方面拓宽学生对所学知识全面理解。

（4）以教学实验方式提升学生的科学实践能力。中药复方栀子柏皮汤全方与拆方指标成分差异研究成果将中药配伍基本理论和方法通过更直观的形式表现了出来，适宜以教学实验的方式充实到当前课程教学内容之中，作为培养学生实践能力的一种重要手段。

（5）以全新知识方式填补学生在课程学习过程中的空白。中药复方栀子柏皮汤全方与拆方指标成分差异研究成果具有较高的理论创新性，填补了中药药剂学中复方拆方知识的空白。从教学角度来看，这些科研成果具有极高的教学价值，可以进一步完善学生的专业知识体系。由该科研成果转化而来的全新知识，可以在教学内容中通过不同形式体现出来，一是以当前课程为基础，增加新的、自成体系的教学章节；二是创建新的教学课程，全面阐述解决某一问题的系统化理论。这种转化途径的主要特点，在于通过科研成果转化而来的教学内容具有一定的创新性与前瞻性，是科研向教学转化的一种更高级形式。

2.3　教学转化的效果

（1）学生的科研思维得到培养，创新能力有所提高。学生以本成果为基础参加"大学生创新创业训练计划项目"等各项课题，提高专业技能操作的实践经验，为培养科研创新思维打下了基础。

（2）学生的学习积极性得到提高，自驱式成长有所增强。在传统的教学方法中，引入科研方法，将科研成果转变为教学资源可以使教师受到启发和鼓励，能跟上知识更新速度，可对现有知识进行补充完善，改变传统的"填鸭式"教学，提高其课堂教学效果和教学水平，使学生对课堂理论知识更容易理解和掌握。同时，教师在课堂上加入新知识可吸引学生，创新与探索精神可感染和打动学生，从而提高学生的学习积极性和主动性。

（3）教师的教学水平得到提升，教师素质有所提高。在科研的带动下，教师在长期的科研实践及教学实践中，理论联系实际，较好地把握住了学科前沿动态，并将科研的思维方法及成果融入教学中，得到了学生较高的评价。将新知识融入课堂教学和实践中，可使教师进一步加深对科研成果的认识和理解，进一步创新和完善科研成果，从而提升教师的科研能力。科研学术与课堂教学中的互动交流可增强教师教书育人和科学研究能力，提高其自身素质，实现专业化发展。

3. 结束语

将栀子柏皮汤中药效物质筛选的科研成果转变为教学资源，不仅可将最新知识融入课堂教学，使学生接触到科学前沿，在师生探讨时还可在课堂教学时发现科研成果存在的问题或有待改进的地方，为将来进一步的科研探索提供方法、指明方向，从而实现科研与教学的有机融合和相互促进。

◆ 参考文献 ◆

[1]　王双，张永祥. 中药复方拆方研究的现状与分析 [J]. 中国实验方剂学杂志，2002（03）：56-59.

[2]　刘晴，施建蓉. 中药复方拆方研究 [J]. 中西医结合学报，2003（03）：173-176.

[3]　荆鲁，王阶，花照泉，等. 中药复方配伍及拆方研究概况 [J]. 中国中药杂志，2003，28（12）：25-28.

[4]　韩静文. 栀子柏皮汤在体内和体外的药代动力学研究 [D]. 合肥：安徽医科大学，2014.

[5]　张清清，冯媛，蒋林林，等. 炙甘草药味的加减对栀子柏皮汤中指标成分含量的影响 [J]. 中医药导报，2021，27（06）：47-50.

HPLC-Q-TOF-MS/MS 技术研究成果向教学资源的转化

高效液相色谱-四极杆-飞行时间串联质谱（HPLC-Q-TOF-MS/MS）技术是将液相色谱的高分离能力与质谱的高选择性、高灵敏度等优势结合起来，广泛用于中药化学成分的结构鉴定、含量测定以及外代谢物分析等方面的一种分析方法。国内外很多学者应用 HPLC-Q-TOF-MS/MS 技术分析中药材、中药饮片、中药复方或者中成药的化学成分，并且取得了满意的效果。

芍药甘草汤首载于汉代的《伤寒论》，并在宋代的《伤寒总病论》《朱氏集验方》《注解伤寒论》《魏氏家藏方》，金代的《素问病机气宜保命集》，明代的《医学纲目》《医学正传》及清代的《医学心悟》《医门八法》等古医书中均有记述，沿用至今获得了较好的临床疗效。芍药甘草汤由白芍、炙甘草两味药组成，具有柔肝止痛、养血敛阴的功效，主治阴血、津液亏虚，筋脉失养而导致的筋脉、肌肉拘急、痉挛等病症。现代临床及实验研究结果表明，该方具有显著的抗炎、镇痛、解痉、调节胃肠道运动、镇咳平喘、保肝、抗病毒、保护胃黏膜、神经-肌肉阻断和通便等作用，但是其药效物质尚不明确。因此，通过 HPLC-Q-TOF-MS/MS 技术探讨芍药甘草汤中药效物质，为揭开其作用机制奠定基础。

1. HPLC-Q-TOF-MS/MS 技术应用简介

1.1 研究领域

以 HPLC-Q-TOF-MS/MS 法分析芍药甘草汤化学成分研究为例，首先要建立芍药甘草汤化学成分的本地数据库，筛选各大数据库中白芍、赤芍、甘草单味药及芍药甘草汤复方中目前已经报道的所有化学成分，建立包括化合物的中英文名称、分子式、精确相对分子质量等信息的本地数据库。在化学成分本地数据库建立的基础上，选择不同的对照品制备混合对照品溶液，混合对照品要求尽量涵盖不同结构类型（黄酮类、单萜糖苷类、三萜类、鞣质类、酚酸类和生物碱类）的化学成分。同时选择合适的溶剂，制备适当浓度的供试品溶液。采用液质联用仪，在最优的色

谱和质谱条件下采集混合对照品及供试品的信息，采用 Analyst TF 1.6 和 Peak-
view 1.2 软件对芍药甘草汤的质谱数据进行解析，按照偏差小于 5.0mg/kg、同位
素分布正确及含有二级质谱裂解碎片的原则，确定化合物的分子式，匹配可能的化
合物。根据二级碎片信息和检索的化合物裂解过程中产生的碎片信息，分析总结化
合物的质谱裂解规律。

1.2 研究成果

以芍药甘草汤水煎液化学成分分析为例，采用 HPLC-Q-TOF-MS/MS 法从芍
药甘草汤水煎液中指认了 108 个化学成分，其中 25 个成分采用了对照品比对，并
总结了各种类型成分的质谱裂解规律，基本明确了芍药甘草汤的化学轮廓。发表了
相关研究论文 3 篇，以该研究为基础，继续申报了相关课题并进行深入研究。

2. HPLC-Q-TOF-MS/MS 技术成果的教学转化

2.1 教学转化的目标

中医药有几千年的用药历史，是中华文化的瑰宝。但从现代医学观点看，中药
如何起效，其药效物质的研究和确定还是比较薄弱，如何利用现代高科技仪器设备
来阐释中医药的科学内涵，使其更好地服务人类健康，将中医药发扬光大，是中医
药人的责任。液质联用技术作为目前中药成分分析领域最先进、最常用的分析方
法，为中药药效成分研究提供了强有力的手段。让学生学会中药成分分析的方法，
并形成一定的科研范式，培养其分析问题、解决问题的能力和严谨的科研态度，为
将来从事中药研究打下基础。

2.2 教学转化的主要方法

（1）基本理论的讲解。将 HPLC-Q-TOF-MS/MS 的工作原理进行一定程度的
科普，配合动画讲解做到直观、易懂。简单介绍芍药甘草汤的历史沿革，采用药材
展示改方剂典故形式提高学生的学习兴趣。

（2）科研案例的引入。引入科研中的相关案例，应用 HPLC-Q-TOF-MS/MS
法研究某种中药的化学成分，取得相关成果。从 CNKI 上下载相关主题的论文，让
学生实际体会自己所学的知识在科学研究中的作用，使学生学习兴趣得到提升。课
堂自然生动而有趣，这堂课也可能会对学生将来产生深远影响，让他们产生强烈的
专业认同感，将来也许会成为某一领域的专家。

（3）UPLC-Q-TOF-MS/MS 法在芍药甘草汤化学成分研究的案例分享。以芍
药甘草汤的研究为例，讲述一整套科学研究过程，从样品制备方法摸索、液相色谱
条件的建立、质谱条件的建立、本地数据库的建立、Analyst TF 1.6 和 Peakview

1.2 （AB SCIEX）软件的安装及数据解析过程，以 1 个成分（甘草苷）为例讲解其化学结构解析过程。

（4）鼓励学生积极参与科学研究。只是讲解，不实际操作，效果还是有限的。应鼓励学生申报各级各类大学生创新创业项目，根据自己兴趣，选择研究课题和指导老师，参与到老师的科研工作中。学生会在老师的指导下，主动去收集查阅相关资料，寻找并确定方向，设计方案，最终完成整个课题，在反复思考和分析改进中不断探索创新。以芍药甘草汤化学成分研究为例，有 5 名本科生参与该课题的研究，申报了一项大学生创新创业项目，并得到科研经费的支持，最终 2 名本科毕业生以不同类型的化学成分分析为切入点，完成毕业专题实习，其中一名学生的毕业论文被评为优秀本科毕业论文。

（5）加入思想政治元素，提高学生职业道德素养。在整个教学过程中，课程思政元素都是慢慢渗透的，例如中医药文化自信，可以在最开始讲述芍药甘草汤历史沿革的时候渗透，展现中医药的博大精深，让学生对自己所学的专业产生强烈的认同感。然后提出问题，目前对于中药发挥疗效的解释依然是从中医药传统理论来解释，如何用现代化手段阐释中医药科学内涵，是当今中药现代化的发展方向，该转化过程实施，让学生产生中药现代化使命感。在实际案例分享中，学生可初步了解中医药科研现状，学会运用所学的理论知识去解决实际问题。最后还要让学生树立求真务实，实事求是的思想品质和职业操守。中医药关系到百姓的身体健康和生命安全，我们要有科研诚信，只有诚信做人做事，才能走得更远。

2.3 教学转化的效果

科研成果向教学的转化使我们取得了比较丰硕的成果。

（1）申报创新创业项目，指导学生申报大学生创新创业项目。通过该项目，本科生参与到教师科学研究中，学生们从课题设计、动物实验、样品制备、色谱条件、质谱条件、样品检测和分析等全过程参与，对科学研究形成初步认识。

（2）提高教师科研能力，提升综合教学素养。把无机化学、有机化学及分析化学实验进行整合，构建新的微型实验教学体系，使基础化学各学科相互衔接，因此教师进行实验教学中就要更新教学理念，提高自身素质，提升综合教学素养。教师以芍药甘草汤的后续深入研究，申请了各级各类科研课题，并获得经费资助，为进一步阐明芍药甘草汤的药效物质奠定了良好的基础，教师也在此过程中完成了职称的晋升。

（3）提高了学生的学习兴趣和学习成绩。学生如果单纯只学习理论知识，他们的理解是非常浅层次的，加上了实际操作，他们对书本的理解就达到了一定的深度。尤其是热爱科研的同学，希望今后从事科学研究，也考虑继续深造以从事热爱的科研工作。

（4）通过科研活动向教学的转化，指导本科生发表高水平科研论文多篇，参与申请发明专利，这些成果让他们在研究生入学考试的复试中增添了信心，并且已经具备了基本的科研入门知识，有了自己对科研的理解，能够撰写简单科研论文等科研素养。以芍药甘草汤化学成分研究为例，该课题研究过程中，本科生在《中国实验方剂学杂志》《国际药学研究》《药物评价研究》等核心期刊杂志上发表论文3篇。

3. 结束语

HPLC-Q-TOF-MS/MS 技术是中药成分分析重要的仪器设备，但该仪器比较昂贵，因此在教学中学生较难接触该类仪器，因此，团队通过录制视频，或研究生进行操作示范，增加学生的认知度，同时本案例的引入让学生熟悉或了解液质，让课堂永远充满活力，使学生对专业知识充满求知欲望，也让教师产生强烈的职业认同感。

◆ 参考文献 ◆

[1] 王若柳，王海强，范骁辉，等 . LC-Q-TOF-MS 和 LC-IT-MS 分析参麦注射液中化学成分 [J]. 中国中药杂志，2020，45（03）：555-564.

[2] 曲缘章，马生军，朱广伟，等 . 芍药甘草汤的历史沿革与现代研究 [J]. 中国实验方剂学杂志，2020，26（06）：216-225.

[3] 吴玲芳，李雨桐，唐迎紫，等 . 芍药甘草汤化学成分及药理作用研究进展 [J]. 药物评价研究，2021，44（06）：1354-1360.

[4] 续艳丽，李晨曦，杨飞霞，等 . 基于 UHPLC-Q-Exactive Orbitrap MS 技术分析经典名方芍药甘草汤的化学成分 [J]. 南京中医药大学学报，2021，37（06）：938-948.

[5] 罗亚敏，张瑶，葛飞，等 . 基于网络药理学研究芍药甘草汤抗偏头痛的分子机制 [J]. 世界中西医结合杂志，2022，17（03）：425-438.

[6] 惠晨阳，李晓东，李恒飞，等 . 芍药甘草汤的古籍文献研究 [J]. 中西医结合肝病杂志，2022，32（05）：432-435.

GC-MS 技术分析中药提取物的研究成果
向教学资源的转化

气相色谱-质谱联用技术（Gas Chromatography-Mass Spectrometry，GC-MS）具有较好的分离能力和对未知化合物的独特鉴定能力，且操作简便，被广泛应用于医药检测、食品检测、毒品检测和农残检测等领域。随着 GC-MS 技术应用的不断深入，该技术与 NMR、代谢组学、指纹图谱法等技术联用的研究也越来越多，推动了 GC-MS 技术在中药分析中的进一步发展，未来通过不断地更新改进，将会有更加广阔的发展前景。

中药提取物是采用先进的工艺技术对中药材或中药复方进行提取分离加工而得到的一种具有相对明确药效的物质基础，质量标准严格的一种中药产品，是国际天然医药保健品市场上一种新的产品形态，是植物药制剂的主要原料，并可广泛应用于天然保健品。按照提取物的性质可以分为四类：单味中药提取物（应用不同的提取方法）如灵芝、人参、银杏叶、罗汉果、仙人草等；复方中药提取物如补中益气汤、四神汤、六味地黄丸、七宝美髯丹、逍遥散等；中药单体如银杏黄酮、银杏内酯、大豆异黄酮、灵芝多糖、虫草素等；中药提取物的衍生物如青黛的靛红等。因此，利用 GC-MS 联用技术对中药提取物进行定性定量分析，同时结合顶空、衍生化等方法可提高挥发油、生物碱、糖类、脂肪酸类等中药提取物的检测灵敏度，进而为构建科学合理、快速敏捷的中药提取物检测方法奠定基础。

1. GC-MS 法表征中药提取物中化学成分的研究简介

1.1 研究领域

GC-MS 技术在中药研究中，主要用于检测中药中的挥发性成分，比如陈皮、香附、砂仁、当归、沉香等药材以及中药复方制剂中挥发油的定性分析。中药中挥发性成分的提取与富集条件直接影响 GC-MS 检测的结果，挥发性成分常用的提取方法包括水蒸气蒸馏法、固相微萃取法、超临界流体萃取法等，结合正交设计实验、响应面法或信息熵法等优化得到最佳的提取工艺条件，经 GC-MS 数据采集，通过与 NIST11 标准质谱检索库比对和人工解析进行结构鉴定。GC-MS 技术主要是针对极性小、挥发性成分的定性分析，弥补了 LC-MS 的局限性，从而实现更加全面而系统的中药或中药复方成分的表征。

1.2　研究成果与特色

GC-MS 技术充分整合气相色谱分离效率高和质谱定性专属性强的优势性能，目前已成为挥发性成分分析鉴定的强有力工具。如有研究采用 GC-MS 技术从 4 个品种风信子花中共分离鉴定出 65 种挥发性成分，其中，以醇类和酯类化合物数量较多，以萜、醇和酯三类含量占比较多；笔者在进行当归挥发油提取工艺优化的基础上，采用 GC-MS 技术从中药当归中共分离鉴定出 55 个化合物，通过验证试验显示优化后的提取工艺稳定性、重复性好，为当归挥发性成分的质量控制以及药材资源的有效利用提供了科学依据，该内容已发表在《中国现代应用药学》杂志上；GC-MS 指纹图谱法可用于中药复方制剂的质量控制，如通过建立 20 批胃肠安丸样品的 GC-MS 指纹图谱，共标识出 35 个共有峰，相似度均大于 0.9，各批样品按生产日期被聚为 2 类，并筛选出 12 种主要差异成分。另有研究采用静态顶空进样-气质联用（HS-GC-MS）结合化学计量学的方法，探究枳术丸及其组方饮片炮制前后挥发性化学成分变化规律，为解析枳术丸中用生制白术提供了新的科学依据。

2. GC-MS 法表征中药提取物中化学成分研究成果的教学转化

2.1　教学转化的目的

通过本教学实践主要达到以下目的。

（1）提高学生的学习积极性，激发学习兴趣。在学习中药学专业理论知识的同时，将相关的科学研究成果引入到课堂教学中，能激发其学习主动性；关注学科前沿知识，启发思考，拓宽广度，强化深度。

（2）增强学生的创新意识，树立现代科学思维。GC-MS 法不仅是一种分析手段与工具，通过将 GC-MS 法表征中药当归提取物中化学成分研究成果进行教学转化，使学生直观地理解 GC-MS 在中药或中药制剂研究中的具体应用及特点。

（3）教学相长，促使教学与科研相得益彰。教师需要平衡教学和科研两方面的工作，将自己所从事的科学研究工作与课堂教学内容相结合，有利于理论联系实践，一方面有利于学生对理论知识的进一步认识和理解，另一方面对教师自身来说促进其专业综合素养的提高。

2.2 教学转化的主要方法

（1）理论联系实践，学以致用。"中药药剂学"是一门理论与实践并重的综合性课程，因此在介绍理论知识的同时，时常会借助实验研究的内容，从而达到更好的教学效果。在介绍中药的浸提方法中的水蒸气蒸馏法时，引入该案例进行扩展延伸，如采用水蒸气蒸馏法提取当归挥发油，以浸泡时间、提取时间、加水量为考察因素，以挥发油得率、Z-藁苯内酯相对百分含量、化合物个数及其综合评分为评价指标，通过正交设计试验结合信息熵法优选当归挥发油最佳提取工艺，同时利用GC-MS 结合 NIST 数据库鉴定挥发油中的成分。通过科研案例的引入，使学生更好地理解中药浸提的原理及应用。

（2）资源融合，改进教学方法。在传统的知识讲授方法的基础上，综合利用微课视频、设备工作原理动画、文献数据等资源，丰富课堂内容、活跃课堂气氛、激发学习热情。同时，结合问题引导法、案例分析法等教学方法，以期使学生更好地理解相关内容，达到较好的教学效果，不断提高教师的教学水平。

（3）引入思政元素，使学生树立双思维理念。"中药药剂学"作为中药学类专业的主要专业课程之一，是以中医药理论为指导，运用现代科学技术与方法，研究中药药剂的配制理论、生产技术、质量控制和临床疗效等内容的综合性应用技术科学，与生产实际和临床用药密切相关，是联结中医与中药的桥梁与纽带。中医药事业的发展需要传承经典，也离不开创新，要紧密结合学科前沿，充分利用科学研究中的新成果和新发现，引导学生思考如何应用现代科学研究的新技术和新方法更好地服务于中医药事业，也就是在中药药剂学课程的教学中要坚持"双思维并重"的理念，即中医药思维与科学思维相结合的教育理念。

2.3 教学转化的效果

（1）在学生方面，将科研成果引入课堂，有助于学生对理论知识的理解和综合运用，同时能吸引其注意力、激发学习热情，达到较好的学习效果；同时，培养了学生的科研思路，为将来开展实验研究打下良好基础。

（2）在教师方面，通过将 GC-MS 法表征中药当归提取物中化学成分研究成果引入到"中药药剂学"浸提的教学中，不仅活跃课堂气氛，而且体现出教学的深度，达到教学与科研互相促进的效果，进一步提高教师的综合专业素养，课堂教学不拘泥于教材的知识点，同时，通过对科研成果的总结与梳理，使科研思路更加清晰，促进科研工作的创新与发展。

（3）在课程发展方面，通过将科研案例引入相关教学中，丰富了教学资源，拓展了课程教学的知识面；同时，结合教学方式方法的改革，教学团队撰写发表多篇教改论文，推动了课程的高质量发展，为一流本科课程建设奠定了基础。

3. 结束语

本成果作为教学资源引入到课堂教学中，强化对中药或制剂的药效成分的浸提方法和分析表征原理的理解，提高了学生的学习兴趣，达到较好的教学效果，使学生的理论水平和实践能力均得到提升，树立了现代科学思维，为将来从事相关工作做好知识储备。该成果转化丰富了教学团队的课程教学资源，以科研促教学，以教学促科研，两者相辅相成，有利于打造高质量专业课程和教学团队。

◆ **参考文献** ◆

［1］ 冯媛，杨贵雅，张丹，等．当归挥发油提取及基于 GC-MS 的成分表征［J］．中国现代应用药学，2021, 38（19）: 2399-2404.
［2］ 陶静雨，闫玉鑫．GC-MS 技术的应用研究进展［J］．云南化工，2022, 49（03）: 1-3.
［3］ 何敏，俞志刚，李琳．溶剂萃取——GC-MS 法分析 4 个品种风信子花挥发性成分［J］．化学研究与应用，2022, 34（06）: 1294-1299.
［4］ 郑威，臧彬如，于颖琦，等．基于 HS-GC-MS 技术研究炮制对枳术丸中挥发性成分的影响［J］．药物分析杂志，2022, 42（05）: 884-895.
［5］ 尚非，柴丽娟，王怡，等．胃肠安丸挥发性成分分析及 GC-MS 指纹图谱建立［J］．中成药，2022, 44（05）: 1420-1426.

LC-MS 技术在中药药物代谢动力学中的应用成果向教学实践的转化

液相色谱-串联质谱联用（LC-MS）技术是 20 世纪 90 年代发展起来的一种综合性分析技术，它既具有液相色谱对复杂样品较强分离能力的特征，又具有质谱的高灵敏度、高选择性以及提供精确相对分子质量和丰富结构信息的特征。目前，LC-MS 联用技术已成为药物现代分析手段中必不可少的组成部分，成为药物研究中最强有力的工具。对于药物代谢物分析，LC-MS 技术可以提供更好的分离能力，降低分析物的检测限，并提高分析速度，从而可实现体内复杂样品的快速、高通量分析。

中药药物代谢动力学（中药药代动力学）是借助动力学原理和现代分析手段，在中医理论的指导下，研究中药及制剂的活性成分在体内吸收、分布、代谢和排泄的动态变化和规律，尤其是新药和新制剂均需要进行动物和人体的药物代谢动力学，在实验的基础上建立数学模型，求算相应的药物代谢动力学参数后，对药物的体内过程进行预测。因此，利用 LC-MS 法，根据中药药物代谢动力学要求及中药的不同特点，相继开展了创新药物、中药复方制剂在动物体内的药物代谢过程研究，为揭示中药治疗疾病的奥秘提供数据支撑。

1. LC-MS 技术在中药药物代谢动力学中的应用简介

1.1 研究领域

利用 LC-MS 技术建立灵敏、快速的生物样品定量分析方法是药代动力学研究的关键，LC-MS 定量分析方法的建立要从质谱条件、色谱条件和生物样品预处理条件 3 个方面进行条件的选择和优化，结合药物代谢研究的实际情况和特点选择最佳方案。质谱条件的选择主要包括选择合适的离子源（APCI、ESI）、扫描离子、扫描方式、前体离子以及子离子的选择、气体流速、锥体电压、离子源温度、分辨率等的优化几个方面；色谱条件的选择主要是流动相（合适的容量因子）、流速（离子源）以及色谱柱等几个方面，有时还要选择适合的梯度洗脱；色谱条件和质谱条件的选择是相辅相成的，为探索中药多组分活性成分的协同作用、药物在分子水平上发挥药效的机制提供了可能。

1.2 研究成果

LC-MS 技术凭借其高灵敏度和准确度的特点，在中药药代动力学研究领域应用非常广泛，并取得丰硕的成果。如采用 LC-MS 技术研究了黄连解毒汤给药后大鼠体内环烯醚萜类、生物碱类及黄酮类成分的药代动力学特点，检测炎症因子水平，探讨黄连解毒汤的抗阿尔茨海默病（AD）作用机制。结果表明，环烯醚萜类体内吸收快，生物利用度高，小檗碱在血浆中含量低，单次给药与多次给药差异较大，黄酮类成分在体内吸收存在双峰现象。基本阐述了环烯醚萜类、生物碱类和黄酮类成分（共 41 个化合物）在 AD 模型大鼠体内的药代动力学行为，黄连解毒汤能够通过调节炎症因子的水平改善 AD 模型大鼠中枢炎症状态。有研究采用 LC-MS 法测定并比较大鼠口服黄柏皮粗品和炮制品水提物后的生物碱和三萜类成分在组织分布的差异，结果表明，粗品和炮制品中的小檗碱、黄柏碱、厚朴碱等在各组织中均有分布，尤其是小肠和胃，进而阐明黄柏皮用盐水、米酒加工炮制机制。有研究采用 UPLC-QQQ-MS/MS 技术分析了大鼠口服柴胡皂苷后的血浆和粪便，研究结果表明，在 8 种代谢途径中，体外和体内的单羟基化和羧化均是主要的代谢途径，这为进一步研究柴胡皂苷在人体内代谢过程提供了技术参考。

2. LC-MS 法在中药药代动力学中的研究成果的教学转化

2.1 教学转化的目标

（1）激发学生学习兴趣和创新意识。将教师的科研项目或成果融入教学，在给学生讲解前沿知识的同时，结合自己实际所做的研究，拉近理论与实践的距离，让学生领会到理论知识在实践中的应用价值，以此激发学习兴趣。学生通过对教师成果案例的学习，主动去收集查阅相关资料，寻找并确定研究方向、设计方案，最终完成整个课题，在反复思考和分析改进中不断探索创新。

（2）科研和教学相互促进。教师在教学中把最前沿的科技成果带到课堂上，学生接收的不再是书本上传统老旧的知识，新知识激发了学生强烈的求知欲和好奇心，梦想的种子已经在心里萌发，学生从"要我学"变成"我要学"，学习效果显著提高。同时鼓励教师将科研成果转化为创新实践教学资源，激发教师转化的积极性和主动性，通过科研来促进教学。同时将学生引入教师的科研工作中，学生可以承担一些力所能及的实验操作，有助于减轻老师实验操作方面的负担，同时学生可以提出一些创造性的思维，激发老师的科研灵感，申报更多科研项目。

2.2　教学转化的主要方法

（1）理论知识结合相关研究成果的讲授模式。首先教师在课堂上讲授 LC-MS 法的基本原理及其在中药研究的应用，中药药代动力学的基本原理及相关研究方法。这两个知识点在"仪器分析"和"药理学"等课程中均有讲授，学生有一定的基础。但是这些知识点相对比较枯燥，学生大多兴趣不高，因此需要教师引入鲜活生动的科研成果例子，尤其是结合自己运用 LC-MS 法研究某种中药的药代动力学特点，取得哪些成果，这能有效提高学生学习兴趣。

（2）让学生参与到教师的科研工作中。每年都会有大量学生积极申报各级各类大学生创新创业项目，这无疑给学生创造了良好的创新创业条件。学生会根据自己的兴趣，选择指导老师，参与到老师的科研工作中。学生会在老师的指导下，主动去收集、查阅相关资料，寻找研究方向并确定方向、设计方案，最终完成整个课题，在反复思考和分析改进中不断探索创新。纸上得来终觉浅，绝知此事要躬行。理论上的可行在实际中是否可行，需要学生自己去体会，如何体会，自己去做实验，去验证，最为有效。

2.3　教学转化的效果

在科研成果向教学的转化方面我们取得了比较丰硕的成果。首先，学生对课本知识进行了巩固。学生如果单纯只学习理论知识，他们的理解只浮于表面，加上了实践操作，则加深其对书本知识的理解。其次，让学生体验科研工作，为后期的学习或者工作奠定良好基础。最后，通过科研活动向教学的转化，指导本科生发表了多篇高水平科研论文，助力学生研究生入学复试，使学生们勇于追寻梦想，最终被多所高水平大学录取。这些学生已经完成了科研的入门工作，是真正热爱科研工作，对科研有了自己的理解，并具备书写科研论文的能力，以上都是研究生必备的科研素养。

3. 结束语

对教师而言，科研成果融入教学实践可以让自己课堂永远充满活力，永不过时。教师将科研心得融入教学可以让自己的授课资料实时更新，不再局限于教材，实施联系实际，课堂更加生动。对学生而言，老师科研成果融入教学实践，可以让学生感受到知识的力量，对自己所学的专业产生强烈的认同感，意识到自己所学的知识将来也可以改变世界，让学生学习的动力满满。

◆ 参考文献 ◆

[1]　孙浠哲，吴倩倩，马文保，等 . 中药药代动力学研究进展 [J] . 河北中医药学报，2018，33（05）：

52-55.

[2]　顾欣如，方思月，任维，等．黄连解毒汤在阿尔茨海默病模型大鼠体内药代动力学及对脑内炎症微环境改善的研究［J］．中国中药杂志，2018，43（14）：3006-3011.

[3]　Yunwen X, Jingjing L, Ruijia F, et al. In vitro studies on the metabolism of saikogenins and the detection of their metabolites in authentic biosamples［J］. Journal of Pharmaceutical and Bio-medical Analysis, 2019, 295（172）: 295-301.

[4]　Xuefei L, Guoshun S, Fan Z, et al. Determination and comparison of alkaloids and triterpenes among tissues after oral administration of crude and processed Phellodendri Chinensis Cortex by UPLC-QQQ-MS［J］. Natural Product Research, 2020, 34（9）: 1337-1340.

[5]　王郡瑶，程显隆，李明华，等．液质联用数据库技术的研究进展及其在中药分析领域的应用［J］．药物分析杂志，2021，41（07）：1107-1113.

药物制剂新剂型与新技术的研究成果向教学资源的转化

中药是在中国传统医术指导下使用的药物。与西药相比，传统中药的化学成分较为复杂，临床疗效有的较缓慢，阻碍中药技术走向国际市场。近年来，随着中药技术不断进步，专业人士将中药中的活性成分进行提取与分离，发现了很多活性单体安全有效且稳定；且纳米粒、聚合物胶束及前体脂质体等新剂型的不断出现，有利于提高中药制剂的技术含量，加强中药产业内在竞争力，使中药走向国际。

随着科学技术的不断发展，各学科之间相互渗透、相互促进，加速了药物制剂的发展，涌现了许多药物制剂新剂型与新技术。其中"药物制剂技术"就是在药剂学理论指导下的药物制剂生产与制备技术，是一门理论和实践密切结合的课程，它专门研究将原料药物制成适合临床使用的剂型，以及根据医师处方合理调配药物的理论和技术。

随着疾病谱的扩大和治疗难度的加深，近几十年来药学研究者研发了很多给药新剂型和制药新技术，随之出现的药物制剂新剂型与新技术，作为对中药制药类学科内容及时更新和补充的重要角色，其地位不容小觑。因此，在教学实践中改变单一的教学模式，综合各种教学方法，成为今后教学新途径，不断充实完善教学内容，以期获得更好的教学效果。

1. 药物制剂新剂型与新技术简介

1.1 研究领域

药学专业的"药剂学"、药品生产技术专业的"药物制剂技术"与中药学专业的"中药药剂学"三门课程的共同任务是将原料药按照某种剂型的制备工艺批量生产成安全、有效、稳定和临床使用方便的药物制剂。这些课程对应的岗位主要是制剂生产，而临床应用的药品受当时制剂的制药设备、药用原辅料、制剂技术和制药卫生、操作工人的技术水平等因素的制约，往往会出现一些问题，比如药效不理想、不良反应大、稳定性差、患者使用不方便和购买成本较高等。随着制药行业科技的发展和制剂技术的进步，一些制药新技术被研发出来，同时新的药物传递系统被发掘，在新剂型与新技术的影响下，新的药物制剂应运而生。这些新型药品相较于传统药品可显著提高疾病治疗效果，或者降低药物本身毒副作用以及提高患者用药的依从性。在这样的背景下，药物制剂新剂型与新技术作为药剂学的延伸应运而生。

1.2 研究成果

随着研究的深入和制药技术的发展，临床会出现更多的高效制剂，以满足人们治病防病的需要，如2016年底通过美国Ⅲ期临床试验的复方丹参滴丸。药物制剂新剂型与新技术具有较强的综合性和抽象性，如大蒜精油的降血脂、抗癌等作用已得到人们的认可，但其特异的臭味和对胃肠道的刺激性影响了应用，因此，用β-环糊精将大蒜精油制成大蒜油包合物，克服了臭味对胃肠道的刺激性的缺点。比如，河北中医药大学课题组制备的木犀草素纳米胶束在口腔生理条件和白念珠菌感染病变条件下的释放行为并无显著性差异，说明胶束不仅能够增加药物的溶解度，且不依赖于pH的变化。体外抗菌活性结果表明纳米胶束对生物膜态白念珠菌的抑制作用显著增强，在抗白念珠菌生物膜方面具有潜在的应用前景。脂质体研究是当前研究热点，它能够显著提高药物的治疗指数，降低其毒副作用，并减少药物的剂量。虽然脂质体相关知识已被教材收录，但该剂型的作用机制尚在研究中，因此教师在备课中需要付出更多的精力组织课堂内容，以保证学生准确透彻理解相关知识。

2. 药物制剂新剂型与新技术研究成果的教学转化

2.1 教学转化的目标

药物制剂新剂型与新技术是在药剂学基础上对药物新剂型的深入研究，包括各种新剂型的概念、优缺点、分类、质量要求、使用方法、辅料要求等；其也是一种新技术，比如纳米技术、脂质体技术、微囊技术和固体分散体技术等，这些技术囊括了制备方法、制备工艺以及相关的制药设备等。通过授课内容使学生充分认识药物制剂新剂型与新技术的重要性，发掘他们的求知欲，激发学习知识的兴趣和积极性。

2.2 教学转化的主要方法

学生在完成基础课的学习之后，开始接触专业课程，对课程要求和学习方法知之甚少。授课方法主要围绕各类剂型的介绍，基本上是按照基本理论、制备工艺、技术要求、质量检查、包装贮藏的过程展开，这样不仅难以引起学生的兴趣，也会使学生难以掌握重点内容，影响教学效果。因此，教学方法就显得尤为重要，如启发式教学、多媒体教学、案例教学、视频教学、游戏教学、讨论式教学等，针对不同情况综合运用以上教学方法，激发学生学习兴趣，使学生扎实理论知识。

（1）启发式教学法。将启发法导入新课和授课过程中，教师多和学生互动，使学生不由自主参与到整个教学过程中来，教师穿插自己在实践工作中总结出来的经验和实际生活中的有关常识，引导学生准确把握相关知识，主动思维，从而加强教学效果。例如，在讲中药缓释丸剂制备方法中的泛制法时，先引导学生回忆街头汤圆的制备过程，让学生们讨论，再联系中药丸剂的制备方法，加深学生对泛制法的理解；在讲到缓释混悬剂时，部分学生对该剂型不理解，教师可以从一些广告用语入手启发学生，比如"喝前摇一摇"，从而使学生明白混悬剂是会沉降的固体药物微粒所形成的液体药剂。通过启发式教学，使学生从被动的接受到主动的思考，掌握了知识，增强了教学效果。

（2）案例教学法。案例教学法是药物制剂新技术教学理论联系实际的特色形式，它利用典型案例作为教学媒介，用于培养学生分析问题及实践应用的能力。首先，导入新课时可利用与本节课内容有关的典型事件作为案例，如在讲述灭菌法和脂质体注射剂的质量要求时，引入"欣弗事件"，这样既调动了课堂学习氛围，又提升了学生对制剂质量重要性的认识度。其次，在知识讲授过程中也可引入相关案例，例如，为了使学生理解注射液处方来源的合法性和注射液质量特性，给学生引出某制药厂的亮菌甲素注射液事件。通过案例，再结合视频播放与学生讨论，使学生透过鲜活生命的流失，深刻地掌握了知识点，夯实了理论知识，也增强了学生的专业分析能力和职业责任心。

（3）直观教学法。药物制剂新技术的工科特色很强，再加上生活经历的缺乏，学生对教材中许多内容缺乏必要的感性认识，掌握起来有一定的难度，这给教学带来一定的困难。而直观教学法为学生提供更多的感性素材，增加学生的感性认识，可较好地提高学生的理解能力。例如在讲授基本理论知识粉体的流动性时，学生对休止角难以掌握，若教师将面粉和沙粒带入课堂，通过实验演示两种流动性不同的材料堆积的高度，使学生很容易理解休止角的含义和测定方法。在新剂型制备工艺教学时，教师应充分利用已有的制药设备，演示这些设备的制药过程。如利用压片机、制粒机和包衣机等讲解缓释片剂制备工艺；面对滴丸机讲解缓释滴丸和控释胶囊的制备工艺等。通过实验设备演示，学生可以更好地理解这些设备的结构、工作原理，从而全面理解制剂工艺的全过程。

2.3 教学转化效果

除常规的授课方式外，教师应探索更丰富、更吸引人的教学模式，应充分利用信息化手段辅助教学，及时关注制药行业发展新动态，及时更新自己的专业知识，将多元化的教学模式有效融合在一起，将前期课程与后续课程有机结合，将药学各学科知识融会贯通，用整体思维、逻辑思维启发学生。面对此类课程，怎样充分激发学生的主观能动性，怎样有效地建设该课程的智慧课堂，仍是值得教师深入研究的课题。

3. 结束语

药物制剂新剂型与新技术的课程内容与现实中的制药企业生产密切相关。结合课堂教学，将制药企业的生产实践及部分设备的运行原理通过多媒体教学手段展示出来，能使学生感性地、深入地理解授课内容，取得良好的教学效果；同时，对学生将所学药剂学理论知识应用于实践，较快地适应毕业后工作岗位的需要也有极大的帮助。

◆ **参考文献** ◆

[1] 陈建明，邓莉，丁雪鹰，等．药物新剂型新技术的教学［J］．药学教育，2008，24（06）：31-32.
[2] 杨媛媛．药物制剂新剂型新技术与前期课程的教学融合［J］．药学教育，2020，36（02）：25-28.
[3] 王宇卿，杨媛媛．基于课程特点的药物制剂技术教学方法探讨［J］．国医论坛，2015，30（05）：55-56.
[4] 陆彬．药物新剂型与新技术［M］．北京：人民卫生出版社，1998.
[5] 方晓玲，孙庆宇，王在魁．β-环糊精包合技术在大蒜精油新剂型研究中的应用［J］．上海医科大学学报，1993（04）：285-288.
[6] 曹富宁．药物新剂型与新技术在中药制剂中应用与开发的研究进展［J］．临床合理用药杂志，2019，12（24）：177-179.

张锡纯"大气"理论研究成果向教学资源的转化

中药学是中医学的基础学科之一，是中医药教学体系中的重中之重。但是中药学存在"药味多、内容杂、易混淆、难记忆"等特点，且枯燥乏味，使得教师授课、学生学习掌握都较为困难，这也使之成为了中医院校教学的一大难点。在众多功效的中药中，补益药因其临床应用广泛、药味数量多，是考核难点，亦是临床使用中需要关注的重点。

燕赵医家张锡纯是中西医结合医学的先驱，有"中国近代医学第一人"之称。其学术思想既尊崇中医经典，又积极倡导中西医结合。其所著《医学衷中参西录》，见解独到，不落巢窠，注重实践，备受后世推崇。其提出的"大气"理论对临床诊疗具有很高的研究价值，对于中药学的补气药教学亦有极高的借鉴价值。张锡纯认为大气居于胸中，主管肺之呼吸，并能撑持全身，为全身后天诸气之纲领，"其于全身至切之关系，有与元气同其紧要者"，为后天诸气之纲领，后天全身之桢干，与人身元气同等重要。其作用有二：一为主司呼吸；二为撑持全身，领后天诸气。其来源有三：一为先天之元气；二为后天水谷之气；三为人体吸入的天地之精气。其中元气为大气的最初来源和根本，后天的水谷之气为大气最主要的养料，而人体吸入的天地之精气则为大气的重要补充。因此张氏认为"迨胎气日盛，脐下元气渐充，上达胸中而生大气""是大气者，原以元气为根本，以水谷之气为养料"。张锡纯从来源、功能、临床应用多个角度全面论述了大气理论并记载了大量医案作为验证。我们可以发现大气理论的研究成果能够帮助学生理解中医学气的概念以及补气药的作用机制，同时对于学生在临床中应用补气药治疗气虚、气滞、气机升降失调等疾病大有裨益。

1. 张锡纯"大气"理论在中药学补气药教学中的应用目标

为适应中医药发展的需求，我们需要在中药学的教学中不断改进，以便学生能够更加高效、准确地掌握中药药效，并使学生产生一些临床、科研思维，从而加快推进中医药人才的培养。

2. 教学转化的主要方法

（1）基于经典的教材解读。张锡纯先生治学十分注重研究中医经典，并能博采历代诸家之长。观《医学衷中参西录》一书中对于医理与方药的论述，多以《黄帝内经》《难经》《神农本草经》及《伤寒杂病论》为本，并参考历代诸医家之论。张氏大气理论沿用《黄帝内经》"大气"一词，循《金匮要略》之应用，辅以喻嘉言、李东垣升阳举陷之学术思想，再经张氏大量临床经验的验证和积累从而逐渐形成、完善成为体系。所以中药教学中教师要注重博采历代各家之长、引领学生加深对经典的研读，只有这样才能使所学理论有本有源，活水长流。如补气药篇中黄芪的功效为补脾升阳、益肺固表、利尿消肿、脱毒生肌，主要用于脾气虚证、表虚自汗证、肺虚咳喘、血虚证及气血亏虚疮疡难溃或溃久难敛。学生在学习过程中因临床实践的不足对其功效的理解较为僵化，教师则可通过带领学生研读历代医家著作帮助学生理解和记忆。如通过《神农本草经》中对黄芪主"大风、痈疾、五痔"等功效的论述，具象化解释黄芪的功效。补脾益土扶助正气兼以固表而能止大风，升阳举陷而能止痈疾，固脱升举而能疗五痔。此举无形之中既加强了学生的中医理论素养，又在引导学生分析其功效的过程中深化了知识重点与难点。

（2）中药教学中要紧密结合实践，敢于创新。虽然张锡纯十分重视对中医经典的研读，但是其师古不泥古，以临床实践为基础，敢于创新。其既对中医经典推崇备至，又敢于融入西医知识，破陈出新，看似矛盾，实则是以临床实践、实际疗效为验证标准，无论是对于古人之说，还是西医之说皆不迷信、不盲从。

学生在学习过程中往往会陷入死记硬背的困境，因此教师在中药学教学中也要学习张氏这种"注重实践，敢于创新"的治学思想，培养学生的自主学习能力。如对补气药的功效发展过程的梳理就可以发现《神农本草经》时期，黄芪更多的是用于外科，以托毒排脓生肌为主，而不是以补气见长。及至金元时期，李东垣拓展了黄芪的功效，以其为补中益气、升阳举陷之主药。张锡纯则在此基础上结合自身实践，大胆提出黄芪"能补气兼能升气，善治胸中大气下陷"，进一步发展了黄芪的功用。对于这一发展过程的疏理既体现了中医学理论不断发展更新的特点，又帮助学生树立了基于实践、注重创新的思维。

（3）注重中药功效与中医理论的紧密结合。中药是指在中医药理论指导下认识和使用的药物。国医大师干祖望也强调：无论什么动物、植物、矿物及人工合成的东西，通过中医理论来指导治病的都是中药。由此可见，中医理论是中药的基础，若离开中医理论，中药则为无源之水、无本之木。所以中药学科的临床教学，必须要与中医理论紧密结合。张锡纯在"大气"理论指导下应用黄芪就是中药与中医理论紧密结合的典范。张氏之前的历代医家认为黄芪可补中气(脾胃之气)、补肺气、补卫气,但无黄芪补大气(宗气)之说。直至张氏将"大气学说"完善成熟,后人才认为黄芪具有补大气、升大气之功效。也就是说若无"大气"理论,则黄芪善补大气的功效便无从谈起。因此,中药教师在讲授中药时,必须时时刻刻牢记将中医理论贯穿其中,以理统药,以药证理。只有这样,才能使学生真正掌握中药的精髓之处。

(4)中药教学中要注重衷中参西,中西结合。张锡纯是中西医汇通学派的先驱与代表医家,其一生力倡衷中参西、中西医汇通,为中西医结合的理论和实践进行了诸多有益的探索。张氏认为医生应以活人为宗旨,心中不应存有中西之界限。因此张锡纯将许多西医的医理、药物引入中医之中,以补中医学之不足。但是张氏并不是盲目的迷信西医,一味地用西医来改造、弥补中医,而是"参西而不背中",即以中医为根基,以西医为参考、辅助。其认为:"西医新异之理,原多在中医包括之中,特古籍语意浑含,有赖后人阐发耳。"《医学衷中参西录》中多处都闪现着这些学术思想的光辉,"大气"理论也不例外。张氏在书中探讨"大气"时,将其与西医中的延髓相联系,认为"大气"是比延髓更为原始的动力,"延髓之功用,原在大气斡旋之中"。并认为黄芪"质轻松中含氧气,与胸中大气有同气相求之妙用",从西医方面对黄芪补大气、升大气的功效进行了论证。虽然以现今的观点,张氏之说具有很多局限和不足,但是其既能认识西医之长,中医之短,又能做到不妄自菲薄、盲目迷信西学的学术思想,在如今的中西医结合研究和教学中仍具有很大的借鉴意义。这也提示我们,在中药教学中既要积极参考生理病理、药理等西医学知识,又要时刻谨记中药姓"中"的本质,只有这样才能在中药教学中做到张弛有度,收放自如。

(5)中药教学中要注重应用"案例教学法"。《医学衷中参西录》被誉为"中医第一可法之书",除了书中内容疗效可靠外,还具有讲解透彻、容易掌握的特点。张锡纯在讲解重要医理和方药时,常附以理法方药较为完备的典型医案使人有如临其境之感,不仅激发了学生和读者学习的兴趣,又能够较快地掌握要点。我们讲解黄芪时,在黄芪的每一功效后都附以医案,围绕一定的教学目的,把真实的场景加以典型化处理,形成供学生思考分析和决断的案例,通过独立研究和相互讨论的方式,来提高学生分析问题和解决问题的能力。此方法属于一种启发式、互动式的教学方法,其优势在于能够有效地激发学生的积极性和主动性,培养学生独立思考和自主学习的能力,可以显著提升教学质量以激发学生们的学习兴趣,促进知识的掌握和吸收。

（6）加入思想政治元素，提高学生职业道德素养。中药学是一门专业性很强的学科，尤其随着现代生物化学技术的介入，其属性更倾向于自然科学。但是中药又是在中医理论指导下认识和使用的药物，而中医学极具哲学思辨性，其与中国传统文化、马克思辩证唯物主义哲学有着紧密的联系。因此将思想政治课程引入中药学科的教学中具有必要性。名医张锡纯医术精湛、医德高尚，其众多典故为中药思政教学提供了良好的素材。比如其云："人生有大愿力而后有大建树……学医者为身家温饱计则愿力小，为济世活人计则愿力大。"可以作为中医思政教育中树立正确的人生观、世界观、价值观的典型案例。再如其以临床实践的准绳的治学思想则完全契合了马克思主义的实践论，充分证明了"实践是检验真理的唯一标准"的正确性。

3. 结束语

中药学是中医教育中的基础和重点，历代名医的成长经历和治学思想对于中药教学具有重大的借鉴意义。在教学过程中一方面需合理运用历代医家理论、经验、实践帮助学生理解记忆知识点，另一方面需在教学过程中以历代医家的治学态度培养、熏陶学生，使学生成为具备中医学思维特质、热衷于中医学事业、有能力、有思想、敢创新的新时代中医药学人才。

◆ 参考文献 ◆

［1］ 张锡纯．医学衷中参西录［M］．北京：中医古籍出版社，2016.

［2］ 吴勉华，黄亚博，文庠，等．学习总书记重要论述坚定中医药发展自信［J］．江苏中医药，2019，51（07）：1-9.

［3］ 刘宁，李文刚．张锡纯《医学衷中参西录》学术思想探微［J］．新中医，2006（04）：10-12.

［4］ 冯瑞雪，张紫微，张再康．论张锡纯胸中大气下陷学说的形成［J］．中医杂志，2016，57（17）：1455-1459.

［5］ 刘宝虎，朱旭，郭彤彤，等．张锡纯先生治疗"大气下陷"的理法方药［J］．西部中医药，2019，32（04）：41-43.

［6］ 周俊兵，夏有兵．张锡纯学术思想及临床经验探讨［J］．长春中医学院学报，2003（04）：1-2.

［7］ 朱云超．汇通学派学术思想对当代中西医结合医学的影响——以张锡纯学术思想为例［J］．湖北民族学院学报（医学版），2013，30（01）：63-64.

包合技术在中药挥发油制剂中的研究成果
向教学资源的转化

利肝隆颗粒剂含有郁金、茵陈、板蓝根、黄芪、当归、五味子、甘草、刺五加浸膏等成分，可疏肝解郁、清热解毒，用于急、慢性肝炎，迁延性肝炎，慢性活动性肝炎。在利肝隆颗粒中，挥发油的作用不容小觑，其中，当归挥发油具有一定的降脂及抗动脉粥样硬化作用，有研究表明当归挥发油可明显改善高血脂模型大鼠的胸主动脉内皮结构损伤；茵陈挥发油的主要成分为棕榈酸（33.1%）和氧化石竹烯（19.1%），并具有强大的抗氧化活性，在食品和医药产业具有广泛的应用前景；而温郁金挥发油则具有显著地抗肿瘤、抗病毒、抗菌、抗凝血、抗氧化和保肝等作用。在《中国药典》（2020版）收载的利肝隆颗粒剂，其制备过程中茵陈、当归、郁金挥发油经过水蒸气蒸馏提取后以喷入的方式加入至其他成分做好的干颗粒中，由于挥发油极易挥发，且化学性质不稳定，易发生氧化等降解反应，挥发油的药效易减弱甚至丧失。如何提高挥发油的稳定性，保持其药理作用，是传统制剂现代化开发的一大难题。

目前，对挥发油进行环糊精包合是提高其稳定性的常用方法之一，挥发油被包合后，可以改变挥发油的理化性质，提高其稳定性，掩盖不良气味，降低刺激性；且包合物可以增加挥发油溶解度，提高制剂的生物利用度，改善药物在体内的吸收，减轻毒副作用。在"中药药剂学"授课过程中，从包合技术对提高中药药剂稳定性，这一角度给学生介绍如何利用新技术增加药物稳定性，提高药物生物利用度等。

1. 包合技术在中药挥发油制剂中应用简介

1.1 研究领域

自1891年Velliers发现并成功分离出环糊精（cyclodextrin, CD），其由若干个葡萄糖分子组成的葡萄糖多聚物在环糊精葡萄糖基转移酶的作用下，首尾葡萄糖分子经 1，4-糖苷键连接而成的环状低聚糖，形成中空圆筒形，在空腔内表面，由于散布着多个糖苷键氧原子而具疏水性，在空腔外表面靠近两端的位置上分布着葡萄糖残基上的羟基而呈亲水性，使得环糊精在性质上呈现内腔疏水，外表面亲水的特点。基于此，采用环糊精包合后的药物其理化性质及体内活性有明显改变，如提高溶解度、提高挥发油等易氧化物的稳定性、呈现缓释、降低药物刺激性、并掩盖难闻性气味等多种作用。

1.2　研究特色

利肝隆组方中挥发油是采用水蒸气蒸馏法提取当归、郁金、茵陈混合挥发油，采用饱和水溶液法制备其包合物，即精密称量 β-环糊精入适量纯化水，充分溶解得其饱和水溶液。于恒温、既定转速搅拌下缓慢滴加混合挥发油的乙醇溶液。匀速搅拌至规定时间后停止，放冷至室温后冰箱冷藏 24h，抽滤，纯化水洗涤，再用无水乙醇分次洗涤，45℃干燥，得白色粉末状包合物。

包合工艺优化：通过单因素分析及相关文献检索，确定利肝隆组方中挥发油的包合物制备方法为饱和水溶液法。其主要影响因素包括包合温度、搅拌时间、挥发油与 β-环糊精的配比（mL∶g）。设计 $L_9(3^4)$ 正交试验，评价指标为综合评分，由包合物含油率［＝（包合物中挥发油质量/包合物总质量）×100％］、包合物收率［＝（包合物质量/环糊精和投入挥发油质量之和）×100％］、实际油包合率［＝（包合物中挥发油质量/投入挥发油质量与空白回收率之积）×100％］三项组成，根据影响权重设置公式：综合评分＝包合物含油率×0.2＋包合物收率×0.2＋实际包合率×0.6，进行综合评分，用于包合工艺筛选。最后以最佳工艺条件进行包合物制备，平行进行 3 次，以验证最佳工艺是否可行。并以薄层色谱、扫描电镜、X 射线衍射法等进行包合物验证，证明挥发油包合物的生成。

2. 利肝隆颗粒剂工艺改进研究成果的教学转化

2.1　教学转化的目的

通过本教学实验，达到如下主要目的。

（1）强化学生实践能力培养。加大对学生中药药剂学课程实践能力的培养力度，除了要求学生掌握滴丸、固体分散体的理论知识，同时也要求学生对包合技术、颗粒剂的制备、工艺控制等实践技能有一定的了解和掌握。

（2）提高学生科研素质和创新意识。针对利肝隆挥发油包合物的制备过程中出现的质量问题，通过带领学生共同参与包合方法的确定、包合工艺优化以及包合物表征等实验方案的讨论、设计和实施，为今后从事中药现代制剂的研发奠定一定的理论基础和实践能力。

2.2 教学转化的主要方法

将利肝隆组方中挥发油包合技术的新成果转化为课程教学资源，关键要处理好以下几方面的问题：

（1）在导入环节，要注重培养学生双思维体系。通过中医药理论与现代科学技术相互融合的双思维体系教育，不仅要学生理解包合物的临床疗效与挥发油的释放速度间的关系，也需要知道包合技术在挥发油制剂中的应用。例如，在讲授"中药药剂学"课程中制剂新技术——包合技术，以利肝隆组方中挥发油包合技术为例进行讲解，不仅要注重学生对包合技术的掌握，同时更要强调挥发油包合在包合材料选择、包合物中挥发油释放、吸收等方面要以剂型设计、临床需求为前提。

（2）在教学过程中，引导学生的问题意识。作为学生学习知识的引路人，要激发学生学习积极性，注重学生的"学"为主、教师从旁引导，采用启发式、提问式等多种教学方式方法，提高学生对理论知识的学习兴趣和实践环节的参与积极性。如在包合工艺控制方面，注重将包合物的提取率、含油率等质量要求与利肝隆组方挥发油包合制备技术进行有机结合，以案例形式进行分析讨论，培养学生科研思维、辩证思维，提升学生理论联系实际、分析问题、解决问题的综合实践能力。

（3）在课程考核环节中，重视培养学生的综合素质。本课程尝试了贯穿一个学期的"课程大作业"考核方式。按照实验课的分组，每2～3名同学组成一个团队，选择《中国药典》（2020年版）中含挥发油并直接以喷入方式入药的中成药，通过自由选题、文献检索、挥发油的包合工艺设计以及报告答辩四个步骤，鼓励学生在中药现代制剂的二次开发方面进行较系统思考和研究，并从旁引导，培养和锻炼学生科学研究、开拓创新的思维，以及语言表达能力和团队协作能力。

2.3 教学转化的效果

在将利肝隆颗粒剂二次开发的成果向中药学、中药制药等专业教学资源转化的实施过程中，对发现的问题逐步总结改进，在基础知识的学习、实践技能的掌握、实际问题的解决三个环节上，取得了一定的进展。

（1）基础知识理解环节 对照教学大纲，明确知识目标，并对该技术的前沿要有一定了解。将利肝隆组方中挥发油包合带入课堂进行分析和点评，进而对包合技术等内容进行拓展，了解包合材料的最新进展，并对挥发油包合物的表征、稳定性及药物释放、生物利用度等方面的文献进行检索、归类汇总、分析，体会现代制剂技术在中药制剂二次开发中的重要性，拓宽学生的专业视野。

（2）实践技能掌握环节 提高主动参与性，培养科学辩证及创新思维。中药制药实习实训课程中有 6 学时的挥发油提取及 8 学时挥发油包合的实践内容，在具体的实验安排中，学生在课上完成中药挥发油的提取、精制，完成挥发油的包合，并以包合物含油率、总收率、挥发油利用率等指标考察影响包合的因素，并对包合工艺进行筛选、验证。课后针对实践过程中出现的包合技术问题进行分组讨论、交流、总结，形成统一意见，再返回实验室进行验证。最后形成总结报告。通过这样的授课形式，极大提高了学生学习兴趣、拓展了学生知识视野、锻炼了学生的动手能力。

（3）解决实际问题的能力　通过对中药挥发油包合这一实践过程的应用，学生完成了从中药挥发油提取、包合材料的选择、包合物的制备及工艺优化、包合物表征评价等几个环节的内容。在这个过程中，学生的辩证分析能力、创新能力和综合素质得到了锻炼。同期该教学模式也向生物药剂学与药物动力学等课程以及其他专业课程进行推广，促使学生在专业课程的学习中积极思考、不断探索，针对中药现代制剂的二次开发面临的现状和存在的问题提出了自己的观点和设计思路，充分体现出本课程对于学生创新素质的培养和提高。

3. 结束语

利肝隆颗粒剂组方中挥发油包合工艺成果无论在理论授课还是实践环节中，既紧密贴合基本理论，又和制剂新技术的前沿内容有机融合，学生的参与度高，主动性强，自觉利用课下时间查文献、总结包合技术的研究现状。许多学生对中药药剂学尤其是制剂方面兴致颇浓，对中药挥发油包合工艺、包合材料的选择、包合物稳定性考察等方面提出了许多疑问和设想，充分感受到了"科研人"的快乐。

◆ 参考文献 ◆

[1] 杨欢，詹雪艳，林宏英，等. 中药挥发油环糊精包合物研究现状 [J]. 中国中医药信息杂志，2015，22（10）：129-133.

[2] 王红芳，张静宜，侯芳洁，等. 葶苈生脉方中挥发油的羟丙基-β-环糊精包合工艺 [J]. 中国老年学杂志，2017，37（06）：1327-1330.

[3] 李宁，王雪婷，蒋少鸿，等. 姜黄素-羟丙基-β-环糊精包合物的制备及其体外抗肿瘤活性评价 [J]. 中国实验方剂学杂志，2018，24（19）：31-36.

[4] 陆兆光，万琴，孟瑾，等. 青蒿挥发油羟丙基-β-环糊精包合物的制备及其抗病毒活性分析 [J]. 中国实验方剂学杂志，2018，24（18）：11-15.

[5] 郑鹏，赵可新，冉子婷，等. 响应面法结合信息熵原理筛选气滞胃痛颗粒中挥发油最佳包和工艺研究 [J]. 时珍国医国药，2019，30（08）：1871-1875.

滴丸制剂技术研究成果向教学资源的转化

    滴丸剂是指固体或液体药物与基质加热熔融成溶液、混悬液或者乳液后，滴入不相溶的冷凝液中。滴丸剂是固体分散体的一种形式。滴丸的发展史可以追溯到早在 1933 年丹麦首次制成的维生素甲丁滴丸，相继报道的有维生素 A、维生素 AD、苯巴比妥及酒石酸锑钾等滴丸。此后由于制备工艺、制造理论尚不成熟，不能解决生产上的问题，无法保证产品质量，因此以后这个剂型销声匿迹了。直到 20 世纪60 年代末我国药学工作者受到西药倍效灰黄霉素制成滴丸的启示，辛勤地作了大量的研究工作后，使滴丸剂的理论、应用范围和生产设备等有了很大的进展，并具备了工业化生产的条件。1971 年我国就上市了芸香油滴丸，1977 年《中国药典》开始收载滴丸剂型，使《中国药典》成为国际上第一个收载滴丸剂的药典，随后又涌现出速效救心丸、丹参滴丸、苏冰滴丸等中药滴丸制剂。可以说，滴丸剂已成为我国独有的剂型。滴丸剂既可供内服、外用和局部使用，亦可制成缓控释制剂，是一种开始引人注目并有良好发展前景的剂型。

    随着新分子实体开发的不断深入，新药分子的结构越来越复杂，溶解性也越来越差。对于药理活性高，溶解性低的分子，在制剂开发中如何提高生物利用度及临床疗效，对于制剂工作者来说是极大的考验。因此，人们也开始用水不溶性聚合物、肠溶性材料、脂质材料等作为载体制备滴丸，实现对释药行为的控制，以达到缓释、控释等长效目的，使滴丸制剂的研究进入了新阶段。

1. 滴丸制剂技术简介

1.1 研究领域

    滴丸剂与传统的中药丸剂如水丸、蜜丸相比，其药物的分散程度更高，可以以分子、微晶、无定型等分散形式分散在基质中，显著提高药物的生物利用度，并根据选择的基质种类不同，可以达到速效、高效，也可以实现缓释、长效的目的。可以看出，基质，即高分子材料在滴丸的疗效发挥中起重要作用。因此，借助当下药用高分子材料的高效、高相容性、高安全性等质量水平的提升，滴丸在药物制剂研发特别是中药现代制剂开发方面有着更广阔的空间。

1.2 研究成果

银杏叶提取物滴丸制备工艺路线为：采用醇提法提取银杏叶中的活性成分，减压蒸馏去除乙醇，浓缩、干燥获得干燥提取物。将药物溶解、混悬或乳化在熔融的水溶性基质如聚乙二醇 4000 中，保温（80～100℃），经过一定大小管径的滴头，以恒定速度滴入冷却剂中，液滴收缩、凝固形成的丸粒缓缓下沉于器底，取出，洗脱冷却剂，干燥，即成滴丸。为保证滴丸的质量，需要对主要的影响因素进行考察，并通过完善改进设备以及调节工艺控制参数，保证银杏叶提取物滴丸的重量差异、圆整度、药物含量或含量均匀度、溶出度等符合质量要求。

在药房中，有银杏叶滴丸和银杏叶片两种药物，其中银杏叶滴丸是在银杏叶片的基础上改变剂型而制成的一种新药。两者主要区别是银杏叶滴丸具有很强的清除自由基和抗氧化作用，银杏叶中的黄酮苷、氨基酸和氨基酸合成胶原蛋白成分对人体美容，抑制黑色素生长，保持皮肤光泽与弹性起着不小的作用。

2. 银杏叶提取物滴丸制备方法研究成果的教学转化

2.1 教学转化的目的

通过本教学实验，达到如下主要目的。

（1）增加教学实践内容，提升学生实践能力。加大对学生进行中药药剂学课程的实践能力培养力度，除了要求学生掌握滴丸、固体分散体的理论知识，同时也要求学生能够动手制备滴丸或固体分散体，具备一定滴丸生产工艺控制能力。

（2）参与教师教学备课，促进学生的科研创新意识。针对银杏提取物滴丸的制备过程中出现的质量问题，通过带领学生共同参与其组方设计、制备工艺设计、工艺优化以及质量评价等实验方案的讨论、设计和实施，为今后从事中药现代制剂的研发奠定一定的理论基础和实践能力。

2.2 教学转化的主要方法

将银杏叶提取物滴丸制备技术的新成果转化为课程教学资源，关键要处理好以下几方面的问题。

（1）导入环节，重视传授学生中医药理论与现代科学技术相互融合的双思维体系。例如，在讲授"中药药剂学"课程中的滴丸时，以该制备技术为例进行讲解，不仅要注重学生对现代制剂技术——滴丸制剂技术的掌握，同时更要强化中药滴丸在组方设计、临床应用等方面要在中医药理论指导下完成和实施。在滴丸制备及工艺控制方面，注重将滴丸的特点、滴丸制备及制备过程中存在的质量问题和解决措施等内容与银杏叶提取物滴丸制备技术进行有机结合，提高学生理论联系实际、分析问题、解决问题的综合实践能力。

（2）教学过程中，注重学生学习兴趣的培养，提高学生的积极参与度。在课程教学中，本着学生的"学"为主、教师的"教"为辅，应采用多种教学方式方法，提高学生对理论知识的学习兴趣和实践环节的参与积极性。在"理解基础知识、掌握实践技能、解决实际问题"三个环节中，以理论授课、视频演示、具体实验和讨论分析等多种形式，调动学生的学习主动性，并在实践过程中发现问题，通过讨论、交流，能科学地分析问题、准确地解决问题。在主动参与的过程中学生的知识面得以拓宽、科研素质得到提升、创新能力得到培养。

（3）课程考核，重视培养学生的综合素质。本课程尝试了贯穿一个学期的"课程大作业"考核方式。按照实验课的分组，每2～3名同学组成一个团队，选择某一类中药成分或某一个中药活性成分进行滴丸设计，通过自由选题、文献检索、组方和工艺设计以及报告答辩四个步骤，鼓励学生在中药现代制剂的开发方面进行较系统思考和研究，培养和锻炼学生发现问题、解决问题的能力，语言表达能力和团队协作能力。

2.3 教学转化的效果

在将银杏提取物滴丸制备的最新成果向中药学本科专业教学资源转化的实施过程中，对发现的问题逐步总结改进，通过"理解基础知识、掌握实践技能、解决实际问题"三个环节，取得了一定的进展。

（1）基础知识理解环节，明确知识目标，并对目前最新进展要有一定了解。将银杏提取物滴丸制备的案例带入课堂进行分析和点评，进而对滴丸以及固体分散体的制备工艺、基质分类等内容进行拓展，了解固体分散技术的最新进展。播放中成药银杏叶滴丸或速效救心丸的研发路程等相关的现代制剂技术的视频，对滴丸或固体分散体的药理活性、生物利用度等方面的文献进行检索和综合分析，体会现代制剂技术在中药制剂开发中的重要性，拓宽学生的专业视野。

（2）实践技能掌握环节，提高学生的主动参与性，培养创新素质。"中药药剂学"在具体的实验安排中，学生在课下完成银杏叶活性成分的提取、浓缩、干燥，课上安排滴丸组方设计及制备工艺的优化，即通过滴丸成形性、滴丸重量差异、滴丸圆整度等指标考察影响因素并对组方和工艺进行筛选。课后针对实践过程中出现的滴丸质量问题进行分组讨论、交流、总结，形成统一意见，再返回实验室进行验证。最后形成总结报告。通过这样的授课形式，极大提高了学生学习的主观能动性，也提升了学生的创新思维和动手能力。

（3）注重学生解决实际问题的能力，培养职业核心能力。通过对银杏叶提取物滴丸的制备这一实践过程的应用，学生完成了从组方论证及设计、制备过程实验、工艺优化以及质量评价等步骤，这几乎涵盖一个制剂研发改良过程中的所有最主要的环节，在这个过程中，学生的创新能力和综合素质得到了锻炼。同期该教学模式也向药剂学、中药化学、中药分析等课程以及其他专业的主干课程进行推广，学生在本专业课程的学习中，能主动学习、积极探索，提出了不少新颖的观点、原创性的思考与设计，充分体现出本课程对于学生创新素质的培养和提高。

3. 结束语

学生认为科研成果在授课或实践环节中使用，参与度高，主动性强，也乐意用课下时间查文献、总结分析滴丸研究现状；针对实践环节中出现的滴丸质量问题，积极讨论分析、交流总结，最后又回到实验室进行论证……学生对滴丸的生产、固体分散体的基质和制备方法等方面提出了许多问题和设想，也感受到了"科学研究"的快乐。

◆ 参考文献 ◆

［1］ 申基琛，王青青，陈安，等．设计空间法优化银杏叶滴丸滴制工艺［J］．中国中药杂志，2017，42（13）：2479-2483.

［2］ 江国荣，陈卫民，刘少文，等．优选中药滴丸制剂的制备工艺及质量标准研究［J］．临床合理用药杂志，2017，10（31）：27-28.

［3］ 逯双，陈明月，曹广尚，等．基于药效学及正交试验优选双贯清感滴丸的提取工艺［J］．中国现代中药，2017，19（07）：1017-1020.

［4］ 陈红，冯硕，陈会平，等．银杏叶滴丸治疗心绞痛随机对照试验的系统评价［J］．中国新药杂志，2019，28（18）：2291-2298.

［5］ 胡诗钦，林红．正交试验设计优选银杏叶滴丸成型工艺研究［J］．医学信息，2020，33（07）：171-172.

药用载体材料在医药领域研究成果向教学资源的转化

20 世纪 60 年代，化学家提出了将高分子材料应用于生物药物领域，制备高分子药物成为改善药物的最有效的方法之一。高分子药物载体是指将本身没有药理作用、也不与药物发生化学反应的高分子作为药物的载体，依靠二者间微弱的氢键结合形成或者通过缩聚反应将低分子药物连接到聚合物主链上而得到的一类药物。虽然起治疗作用的是所载的小分子药物，但高分子材料也起着十分有意义的作用：①增加药物的作用时间；②提高药物的选择性；③降低小分子药物的毒性；④克服药剂构型中所遇到的困难问题；⑤将药物输送到体内确定的部位（靶位）。药物释放后，高分子载体不会在体内长时间积累，可排出或水解后被吸收。载体药物技术的关键是载体材料的选择，目前已有多种高分子材料和无机材料被用于药物载体的研究，但对材料的选择必须满足组织、血液、免疫等生物相容性的要求。此外，载体药物的制备也很重要，因为这将影响到载体药物的给药效率。

1. 药用载体材料简介

1.1 研究领域

通过对许多小分子药物的结构分析发现，在小分子药物分子中常见有氨基、羧基、羟基等活性基团，通过这些基团可将小分子药物连接到高分子链上，但是其反应条件必须温和，以免对药物产生不良影响。将小分子药物与高分子结合的方法有吸附、共聚、嵌段和接枝等。材料性能的各种测试技术，包括宏观上的性能测试和微观上的成分结构的表征，是材料科学的重要组成部分。材料结构的表征方法很多，但就其任务来说主要有 3 个：成分分析、结构测定和形貌观察。形貌观察主要利用显微镜，包括光学显微镜和电子显微镜，如扫描探针显微镜、扫描隧道显微镜、原子力显微镜、近场扫描光学显微镜等。由于扫描探针显微镜基本的操作原理是可以在纳米尺寸范围内进行测量、分析以及定量地研究物质性质，这些数据反映了局部甚至单个原子或分子的性质，对纳米载体材料提供了新的结构信息。

1.2 研究成果

第一个实现高分子化的药物是青霉素（1962 年），所用载体为聚乙烯胺共聚物，以后又有许多的抗生素、心血管药和酶抑制剂等实现了高分子化。制备过程中，接枝手段是比较常用的一种通过化学或物理方法，将药物接枝到高分子载体材料上的技术，属于药物改性方法。通过改性将普通小分子药物接枝在高分子载体后，可以延长药物的有效作用时间，提高药物的稳定性和选择性，降低药物的毒副作用。如将阿霉素载于聚马来酸酐共聚物上，完全改变了阿霉素的药代动力学，载于高分子上的阿霉素的水溶性比自由阿霉素增加了近十倍，血浆中药含量的半衰期有明显的延长，毒性也大大降低。显微镜可观察到接枝后的阿霉素形态发生了明显变化，呈类球形，粒径更为均一，分散度也增大。

2. 药用载体材料研究成果的教学转化

2.1 教学转化目标

药用载体材料是通过合成或制备方法生产出的可作为药物载体的各种药用高分子材料，是为新剂型设计和新剂型处方提供新型材料与新方法，对创造新剂型、新制剂和提高制剂质量起着重要的支持和推动作用。为了适应药用载体材料发展需求，有必要增加药用载体材料相关实践教学内容，通过介绍药用载体材料的作用原理、制备方法、表征技术等，同时注重结合目前最新的科研成果，帮助学生构建较完整的药用载体材料知识体系，提高学生的实践应用能力。

2.2 教学转化方法

（1）明确教学重点，突出教学内容的先进性和实践性。学习药用载体材料的学生虽具有一定的化学背景和知识，但学生对高分子材料的感性认知较少，应通过日常生活中常见的高分子材料导入药用载体材料的相关介绍，激起学生学习该部分的兴趣和积极性。依照教学大纲要求适当调整课程内容，提出以基本概念、基本原理为主线，若干典型的药用载体材料为重点，理论联系实际为核心，反映科学技术新成就为补充的药用载体材料教学理念；另一方面，通过查阅文献，向学生介绍本学科不断涌现的新药用载体材料、新技术以及本学科与药用载体材料间的关系。

（2）现代教育技术为教学提供了丰富的载体和表达方式。针对不同教学内容，选择合适的教学手段，可以获得理想的教学效果。而对于传统教学难以展示的内容则采用图像、动画、影像等方式在课堂上模拟展示，使课堂教学变得活泼有趣。

（3）发挥第二课堂作用，形成多元化的教学模式。引导学生组织"企业讲堂"

"专业交流会""双师课堂"等第二课堂，邀请材料生产技术人员、高级工程师或药用高分子材料学教授等，入校为学生开展专题讲座，为学生答疑解惑，激发学生的求知欲望，坚定学习和从业的信心，充分发挥校企合作协同育人效应。

（4）改善授课方式，避免灌注式教学。教师的讲授不仅是传递知识体系，而且是促进学生认识、技能等全面发展的重要手段，而讲授方式将直接影响以上各项目标的实现。需采用启发式和互动式等教学方法培养学生的思维创造力。提倡将学生从被动的知识学习变为主动的能力学习，其中教学课堂讨论是信息交换的最好形式。

（5）课程思政应适应时代与社会的需求。通过最新案例有意识、有目的地介绍我国科学家的主要贡献，激发学生热爱医药的热情、民族自豪感与责任感。专业课课程思政的实施旨在帮助学生清楚认识课程设置的目的和基本任务，掌握新形势使之符合药用高分子材料发展规律，树立正确的世界观、价值观和择业观，是培养中国特色社会主义事业合格建设者和可靠接班人的骨干课程、主渠道。

2.3 教学转化效果

（1）学生兴趣高昂，积极参与竞赛。通过理论联系实际的教学方法，学生对科研产生了浓厚的兴趣。通过所提供的平台，学生积极报名参加全国性的学科竞赛和各种创新实践，培养了学生的科研精神和实践精神。通过学生勤奋好学的态度以及扎实的理论知识，获得了较好的阶段性成果，科研能力大大提高。

（2）适应新时代要求，教学模式丰富。现代教学技术和传统课堂教学方法的巧妙结合促进了感知与思维、理论与实践的结合，极大地提高了学生的学习兴趣，激发了他们的学习热情，对学生创新意识的萌发、创新能力的培养和实践习惯的形成产生了重要的影响。

（3）指引就业方向，奠定工作基础。通过专业人士对药用高分子材料以及药物载体材料的讲解，激发了学生的求知欲望，强化对学生实践技能的培养，保证学习者获得直观经验，全面提升实践应用能力。为学生消除了知识迷茫以及就业迷茫，指引了就业方向，为日后的工作奠定了基础。

（4）教学方法完善，教学能力提高。运用启发式教学方法，可以培养学生分析问题、解决问题的能力，通过问题的解决过程，激发学生的自主学习热情，提高学习兴趣，培养创新能力。在解决问题的过程中，学生不仅学习到如何将自己所学知识加以应用，而且能收获更为广泛的知识。使得教学方法更为完善，教学能力得以提高。

（5）危机意识提高，树立正确观念。教师是课程实施的主导者，应鼓励学生投入到研究工作中，为国家和人民奉献知识和力量，树立正确的择业观和法治观。

3. 结束语

药用载体材料的制备与表征技术在药用高分子材料学中的实践应用有利于学生掌握新技术；将其融入课程建设过程中，利用"重实践、强科研、促教学"策略，创新了课程内容和教学方式，形成了良好的教学效果，教学手段表现为多元化和多样化，提升了学生的创新观念，精准地切合了药用高分子材料学的教学定位，满足新时代发展的需要。

◆ 参考文献 ◆

［1］ Jayant K, Tamara M. Polymer-drug conjugates: progress in polymeric prodrugs [J]. Prog Polym, 2006, 31（4）: 359-397.

［2］ 钟志容，林燕，郝娜，等. 多专业同课堂药用高分子材料学教学方法探讨 [J]. 药学教育，2018，34（6）: 52-57.

［3］ 兰婷，孙晓莉，姜茹，等. 药用高分子材料学教学初探 [J]. 山西医科大学学报（基础医学教育版），2008，10（6）: 673-675.

可见光催化的相关研究成果向教学资源的转化

太阳光是一种高效清洁的可再生能源，利用光能代替传统的热能进行化学转化具有反应条件温和、高效绿色等优点。早在 20 世纪初，意大利科学家 Ciamician 就意识到"光"是一种可以被利用进行绿色化学反应的能源。光催化过程就是将太阳能转化为化学能的过程。如自然界中植物的光合作用就是最经典的光化学反应，Ciamician 指出可见光催化拥有广阔的发展前景，能够解决化学合成中的能源消耗和环境污染两大难题，具有操作简单、反应条件温和以及绿色环保等特性。自 20 世纪 70 年代起就被人们所关注，并在有机合成中逐渐得到应用，但由于大部分的有机化合物无法直接吸收可见光，导致其应用受到限制。近年来，随着过渡金属配合物和有机染料等荧光物质的快速发展，人们发现通过这些光学活性分子可以实现电子得失转移和能量转移等多种途径的化学转化过程，使得可见光催化这种绿色化学理念在有机合成和药物化学领域焕发了新的生机与活力。

1. 可见光催化技术简介

1.1 可见光催化的研究现状

可见光促进的有机化学反应得到了蓬勃的发展，其绿色、温和的反应模式颠覆了传统的热反应过程，在有机合成化学研究中具有里程碑意义。该领域虽然经过了一定时期的发展，但仍然是有机领域研究的热点和前沿。可见光反应体系一般具有反应活性高、条件温和、官能团容忍性好及底物适用范围广等优点。如铁粉还原硝基苯生成苯胺是经典的有机合成反应之一，常选择此反应构建芳胺类化合物，但是实际操作过程中学生发现反应后产生的铁泥，处理起来特别麻烦，还包裹着大量产物使纯化难度加大。通过在室温条件下使用光催化曙红 Y 实现硝基苯还原为苯胺，反应条件温和，后处理简单，只需过滤除去曙红 Y 即可得到高纯度目标化合物。因此，将绿色化学的理念渗入传统的有机化学教学中势在必行。

1.2　可见光催化的研究成果

光化学反应是践行绿色化学理念的典型案例，相比于传统的热反应更加绿色、清洁、安全。如研究发现二氟甲基醚已被用于改善磷酸二酯酶-4抑制剂的代谢稳定性，沈晓课题组即用环丙醇和 α-CF$_3$-烯烃的光催化串联反应合成了稠合的偕二氟氧杂环丁烷。因此，在教学中树立绿色化学理念，培养学生的绿色化学意识一直是高校有机化学实验教学改革的重点。在面向本科生的课程中，很少涉及光化学反应的相关知识，更没有基于可见光催化的实例。如果能有效地将可见光催化反应应用到有机实验教学中，将对学生拓展理论知识，了解前沿领域的科研动态，培养科研兴趣具有重要的指导意义。

2. 可见光催化的相关研究成果的教学转化

2.1　教学转化的目标

可见光催化有机反应是现代有机化学研究的热点，同时具备相对成熟的发展体系，以此为素材引入实验教学中，不仅能帮助学生了解学科发展的前沿动态，还能提升学生科研创新意识。因此，除了在"药物合成反应"理论课教学中贯彻绿色化学的理念外，还应该把更多的精力用于药物合成实验的绿色化。

目前药学专业学生在有机合成、药物合成的学习过程中侧重于反应条件、反应机制的学习，还无法将绿色化学理念融入自己的知识体系。通过光催化反应在传统药物合成教学中的应用，可强化学生对有机化学、药物合成等实验性课程的全面理解，开阔学生的眼界，启发学生的求知热情；通过对光催化反应知识与传统反应知识的对比学习，帮助学生构建完整的药物合成知识体系，在学习前沿科技的同时，将绿色化学理念融入自己的知识体系中。

2.2　教学转化的主要方法

（1）情景案例教学法，激发学生学习兴趣。教师选取生活中经常接触到的有机化学事例或学生耳熟能详的事件或者社会热点，在课前预习或前面章节知识讲授时引入，启发学生分析和思考问题，最后在教师引导下由学生总结得出药物合成知识结论。如采用情景案例教学法等授课方式，加深学生对相关知识点的理解，提高学生的学习积极性。启发并升华理论知识，提高学生的学习兴趣，培养学生活学活用的能力。

（2）科研成果及时转化成教学资源，拓宽学生的知识面。目前药学专业学习的《药物合成反应》一书中，并无专门的绿色化学章节，故教师在备课时还需参考相关的研究文献，结合教师的科研成果，遵循绿色化学的原则，将光催化有机合成新技术应用于传统的实验教学中，借助前沿科研成果对实验内容进行更新，拓宽学生的知识面，培养学生绿色化学的理念。

（3）教学与实践相结合，培养学生应用与创新能力。鼓励学生查阅有关知识点的最新研究，制定并设计相关实验，在实验过程中不断修正实际操作过程中出现的问题，不断培养学生对知识点的理解与应用。鼓励学生参与到任课教师的课题研究中，教师通过讲解课题研究的难点与重点，拓展学生知识面，提高学生的创新能力。

（4）课程思政有机融合，提高学生职业道德素养。帮助学生正确认识"新时代的中国药学"，凸显我国社会主义核心价值观和中华优秀传统文化教育的优势，实现高校教育立德树人的根本要求。在新时代，通过课程"润思政"教育，培养学生的"家国情怀"，以"细无声"方式使学生既具有基础理论、工匠精神，又有全球视野和人文底蕴，秉承中华文化基因，有民族自豪感和文化自信心，培养出可应对变化的新世纪工程型人才。"药物合成反应"融合政治思想教育，在课程中挖掘、提炼蕴含的政治思想内容，与高校德育体系"融为一体"。

2.3 教学转化的效果

（1）情景案例教学法的应用激发了学生的学习兴趣。"药物合成反应"是一门实践性很强的学科，通过情景案例教学法等方法的应用，学生们意识到即使生活中喝酒脸红这些不起眼的生活情景也蕴含着氧化还原的理论，学生不再把它当成一门与生活隔绝的课程，激发了学生极大的学习兴趣。

（2）深化绿色化学理念，培养学生创新能力。与时俱进是培育学生的基本要求，随着绿色化学理念提出，结合教师的研究成果，将光催化引入课堂，更新实验内容，提高学生的眼界。课上课下引导学生自主查阅光催化相关文献，培养了学生自主学习、勇于创新的精神。

（3）提高教师科研和教学能力。"药物合成反应"课程团队在授课过程中，结合团队当前的研究基础，将科研成果引入到典型教学案例中，或将验证性实验转化为设计性实验内容，不断推进教师的科研能力；课程团队对教学过程中发现的问题，认真分析原因，提出解决方案，并在实际的教学过程中进行实施和优化，不断提高任课教师的教学能力。

（4）思政元素入心入脑。在教学过程中，教师结合相关实验内容融入科学家黄鸣龙、屠呦呦等人的艰苦奋斗事迹，培养学生吃苦耐劳精神，增强学生民族自豪感；实验是以小组的形式进行，在教学过程引导学生相互协作，紧密配合，培养学生合作精神；学生们在实验过程中需要精确地计算物料的投料比，优化后处理，这些实验环节，培养学生良好的科学观。

3. 结束语

随着科学技术的发展，越来越多的新技术融入到传统的教学过程中。光催化反应的引入填补了《药物合成反应》一书中绿色化学部分的空白。光催化反应与典型教学案例的结合，使学生掌握了新技术，拓宽了学生的知识面，激发了学生的学习兴趣，光催化实验的引入也促进了高校绿色化学教学改革和实践的进行。

◆ **参考文献** ◆

[1]　Ciamician G. The photochemistry of the future [J]. Science, 1912 (36): 385-394.

[2]　Yoon T P, Ischay D A, Du J. Visible light photocatalysis as a greener approach to photochemical synthesis [J]. Nat. Chem., 2010 (2): 527-532.

[3]　Zheng L Y, Tao K L, Guo W. Recent developments in photo-catalyzed promoted synthesis of indoles and their functionalization: Reactions and mechanisms [J]. Adv. Synth. Catal., 2021, 363: 62-119.

[4]　Zheng L, Cai L, Tao K, et al. Progress in photoinduced radical reactions using electron donor-acceptor complexes [J]. Asian J. Org. Chem., 2021 (1Q): 711-748.

[5]　Guo W, Tao K, Tan W, et al. Recent advances in photocatalytic C-S/P-S bond formation via the generation of sulfur centered radicals and functionalization [J]. Org. Chem. Front., 2019 (6): 2048-2066.

[6]　董建洋, 刘玉秀, 汪清民. 可见光催化的 Minisci 反应研究进展 [J]. 有机化学, 2021, 41 (10): 3771-3791.

[7]　张伟. 绿色化学理念在有机化学教育中的实践——以脑文格缩合反应为例 [J]. 教育教学论坛, 2022 (11): 77-80.

不对称有机催化研究成果向教学资源的转化

1848 年，Louis Pasteur 在研究酒石酸晶体结构时发现不对称分子。自此之后，大量的实验证明：手性是自然界的本质属性之一，自然界及生命体中蕴藏着大量的手性分子，作为生命活动重要基础的许多生物大分子如蛋白质、多糖和核酸等基本均有手性，如氨基酸为 L-构型、糖为 D-构型、DNA 的螺旋结构均为右旋等。

不对称催化合成相比于其他类型的制备方法，有着诸如高效、经济等优势，在有机合成及制药工业中发挥着重要的作用，也是目前获得光学活性化合物的重要方法。不对称催化的发明和应用是有机化学领域近 40 年来最重要的突破之一，在这方面有很多杰出的研究成果。1975 年，美国孟山都公司的化学家 Knowles 开发了基于手性膦原子中心的双膦配体 DIPAMP，并在不对称氢化中得到了优异的成果。1980 年，日本化学家野依良治将轴手性因素引入配体结构，开发了日后得到广泛应用的 BINAP 配体。1980 年，美国化学家 Sharpless 发展了两个重要的不对称氧化过程，即烯丙醇和高烯丙醇的不对称氧化反应和烯烃的不对称双羟化反应。基于他们的研究对有机合成的杰出贡献，2001 年诺贝尔化学奖授予这三位科学家。近三十年间，数以千计的手性配体和有机小分子催化剂被设计合成，并实现了越来越多高选择性的不对称转化。因此，将不对称催化合成的理念渗入传统的"有机化学"课程教学中势在必行。

1. 有机不对称催化简介

1.1 研究现状

手性化合物特别是手性药物及中间体的需求不断增大，大大地促进了手性化合物制备方法研究。目前获得光学活性化合物的方法主要有以下五种。①直接从天然资源中分离：如氨基酸、糖类、萜类化合物和生物碱等。②对外消旋体的拆分：该方法是经典的方法，包括重结晶和动力学拆分。③手性源合成法：以天然手性物质为原料，通过化学转化合成其他手性物质。④生物酶法合成：酶作为一种生物催化剂可控制立体合成，经过特定的酶作用，可产生单一的对映异构体。⑤不对称催化合成：使用手性化合物为催化剂将潜手性底物转化为具有特定构型手性化合物，是获得手性化合物最直接的方法。

1.2　研究成果

有机催化是 21 世纪初由著名有机化学家 David MacMillan 提出的一个新概念，具有"绿色"、易操作和廉价等众多优点。有机催化避免了金属的引入，环境友善；不需要苛刻的无水无氧反应条件，催化反应条件温和；同时有机催化剂一般结构简单、廉价且性能稳定，受到人们的广泛关注。在本科教学过程中学生所学有机化学知识较为浅显，而对于这些前沿知识了解甚少，相关化学实验更不可能涉及此方面的学习，因此，将有机不对称催化反应应用到有机合成实验中对于拓展学生眼界，了解科技前沿最新动态，培养学生科研兴趣及动手能力具有重要意义。

2. 有机不对称催化研究成果的教学转化

2.1　教学转化的目标

目前药学和制药工程专业的学生具有有机化学、药物合成、药物分析等专业课程知识，但缺乏不对称合成和有机催化反应相关知识的了解。为了满足社会专业人才需求，我们需要在现行专业基础上对授课内容进行实时更新，如"有机化学"课程中开设与手性药物合成的相关实验，通过介绍其反应机制、反应条件和目标产物的光学纯度等相关知识，并与目前最新的科研成果相结合，帮助学生构建较完整的有机不对称催化知识体系，进一步提高学生的动手能力。

2.2　教学转化的主要方法

（1）情景案例教学法，激发学生学习兴趣。"有机化学"是研究各类有机化合物的结构、性质、相互转化及其规律的一门学科。生命的运动从分子水平上来说就是有机化合物的运动，因此有机化学与生命现象有着密切关系。在"有机化学"讲授立体化学内容时，引入生活中常见实例，如牵牛花藤蔓的缠绕方向、贝壳的螺纹方向、人的双手等，启发学生分析和思考问题。从手性化合物的介绍、合成、分析等方面的讲解，提高学生的认知度。通过问答相结合的方式促使学生积极开展分组讨论，提高学生的学习兴趣。

（2）科研进课堂，鼓励学生积极参与教师科研项目。药学和制药工程专业的"有机化学"课程中对于手性化合物只有较为浅显的介绍。因此，应鼓励学生在学好课本基础知识外，积极参与相关教师的科研项目，借助教师的研究内容进一步提升学生对于有机不对称催化的学习深度与广度，并鼓励学生结合指导教师研究课题积极申报国家级、省级大学生创新创业训练项目，通过不断探索、夯实自身的理论功底。

（3）加入思想政治元素，提高学生职业道德素养。帮助学生正确认识不忘初心，牢记使命，把握历史规律，引导学生崇德向善、诚实守信、热爱集体、关心社会。"有机化学"融合政治思想教育，充分发挥课程的德育功能，运用德育的学科思维，挖掘、提炼课程中蕴含的文化基因和价值范式，将其转化为核心价值观具体化、生动化的有效教学载体，在"润物细无声"的知识学习中融入理想信念层面的精神指引。

2.3 教学转化的效果

（1）情景案例教学法，激发学生学习兴趣。"有机化学"是一门综合性很强的学科，通过情景案例教学法的应用可以将抽象的理论知识具体化、形象化，将平时我们习以为常的事物用理论知识来解释，降低学生学习的畏难情绪，激发学生学习热情。

（2）适应时代需求，更新教学方式。在专业人才急需的社会环境下，通过"企业名师"进课堂、学生到企业的实践与实习等方式，可以快速地培养学生设定人生目标。注重学生专业理论知识教育，同时，强化对学生实践技能的培养，保证学生获得直观经验并能有机会进行实际操作，全面提升实践应用能力。

（3）职业道德与思政元素，两者融会贯通。通过思政元素融入，学生们应能理解老一辈化学工作者艰苦奋斗的精神，培养学生吃苦耐劳、甘于奉献的精神，增强学生民族自豪感。此外，结合最新诺贝尔奖获得者的研究领域（不对称催化），使学生认识到该领域在有机化学合成中的重要地位，以及当今社会对于专业性人才的重视程度。要求学生建立培育善于钻研、勇于创新、做事踏实的工匠精神、专业和职业素养。

3. 结束语

随着高效高选择性的有机催化在有机化学合成领域的不断发展，有机不对称催化反应应根据"有机化学"课程内容需要，及时更新授课方式，这样有利于学生掌握新技术；将其融入课程建设过程中，利用"重实践、强科研、促教学"策略，创新了课程内容和教学方式，形成了良好的教学效果，教学手段表现为多元化和多样化，加深了学生对现代化药物合成技术的理解。

◆ **参考文献** ◆

［1］ 林国强，陈耀全，陈新滋，等．手性合成——不对称反应及其应用［M］．北京：科学出版社，2000.

［2］ 张生勇，郭建权．不对称催化反应：原理及在有机合成中的应用［M］．北京：科学出版社，2002.

［3］ Knowles W S, Sabacky M J, Vineyard B D, et al. Asymmetric hydrogenation with a complex of rhodium and a chiral bisphosphine［J］. J. Am. Chem. Soc. , 1975（97）: 2567.

［4］ Knowles W S. Asymmetric hydrogenations（Nobel lecture）［J］. Angew. Chem. Int. Ed. , 2002（41）: 1998.

［5］ Noyori R. Asymmetric catalysis: science and opportunities（Nobel lecture）［J］. Angew. Chem. Int. Ed. , 2002（41）: 2008.

［6］ Sharpless K B. Searching for new reactivity（Nobel lecture）［J］. Angew. Chem. Int. Ed. , 2002（41）: 2024.

中篇 实践教学创新篇

"仪器分析"实验课程教学实践

加强学生的实践动手能力的教育，是解决培养高层次、高素质的应用型人才的关键环节，也是实现一流专业必要途径。随着现代科学技术的发展，各种大型的分析仪器成为科学研究中重要的表征手段。在仪器分析实验教学中引入中药学领域优秀的科研成果，使学生能够利用现代最新的仪器技术解决科研中遇到的问题。

学校科研中心既是分析化学领域科学研究的重要基地，也是实现本科仪器分析教学的主要平台。本教研室依托科研中心完成了很多科研课题或大学生科研项目，形成了一批优秀科研成果，并将优秀科研成果向教学资源进行转化，加强对学生的实践动手能力的培养，进而实现知识转化为能力，才能更好地培养学生的创新意识和实践操作能力。

1. 仪器分析实验介绍

1.1 研究领域

仪器分析实验是在巩固学生所学的仪器分析理论知识，加强学生的动手能力，提高学生对分析仪器的操作技能而进行的综合实习。仪器分析研究的对象涉及化学、生物、环境、化工、高分子、材料、医学、药学等学科，是从事科学研究不可或缺的重要手段。研究目标是借助仪器获得关于样品的组成、结构、含量的信息，发展高灵敏度、高选择性、多组分同时检测的方法。研究的内容主要包括基于光谱、色谱、电化学、质谱、核磁、能谱等分析新方法的建立和优化。

1.2 研究成果

近年来，我院围绕分析化学开展了多个前沿领域的研究工作，大致可以分为分析方法基础研究、中药现代化、食品安全等研究方向。如在中药现代化研究方向，参与了国家中医药管理局酸枣仁中药标准化研究、白芷国际标准制定研究，开展了中药复方有效部分理论和中药复方化学研究体系，以及中药现代质控体系及中药指纹图谱技术研究，积极探索将系统生物学引入到中药现代研究。承担了国家自然科学基金项目、河北省科技厅重点项目等。研究成果曾获省部级科技进步一等和二等奖，出版著作 3 本。

中药质量控制是中药走出国门、走向国际市场的关键技术，建立现代化的中成药质量标准和中药质量控制方法，确保中药产品安全、有效和稳定均一，是中药现代化研究领域的前沿课题，也是我国民族医药工业面临的重大科技攻关任务，科技部已将"中药现代化研究与产业化开发"列入国家科技攻关计划。如天士力复方丹参滴丸作为国家"十五"至"十三五"，以及国家"863"、"973"、国家重大新药创制科技重大专项的研究项目，对复方丹参滴丸药材种植质量规范、药物有效成分、制剂工艺、质量标准、药理药效、临床疗效和安全性等方面进行了深入系统的研究。复方丹参滴丸美国 FDA Ⅲ 期临床试验的成功，完善和发展了现代中药的国际化先进评价体系，将对中药国际化发展产生巨大影响。

2. 仪器分析科研研究与教学的转化实践

2.1 转化实践的目标和内容

仪器分析实验教学主要是针对中药中相关化学成分的表征、复杂物质的分离、生物体内的高灵敏度检测等的检测与分析。课程结合本校科研中心各种前沿仪器设备，使学生能够掌握基本技能、熟悉复杂操作、解决前沿问题的能力。

掌握核磁、质谱等基本仪器设备的操作技能，会运用仪器分析表征获得新物质。并能够结合学习中药化学课程，自主完成中药主要药效成分的提取和表征，以中药金银花中挥发性成分为研究对象，利用红外光谱、紫外光谱、气相色谱-质谱联用仪、核磁共振谱等来解析其结构。通过本实验学生能够熟悉中药药效成分的提取、分离纯化等操作，掌握新化合物的结构表征过程。这些练习都为学生未来从事相关研究工作奠定基础。

中药是一个非常复杂的物质，成分种类众多，学生通过使用各种仪器设备使复杂组成分离成一个个单体成分，然后进行定性和定量分析。如"中药材槐花中芦丁的含量测定"实验，利用高效液相色谱法使槐花中的各组分分离开，并用标准对照品进行比对，找到芦丁色谱峰，再进行定量分析。也可以利用柱色谱对槐花中药效成分进行分离，提取出单体芦丁，经显色反应后，用 UV-Vis 法对其进行含量测定，并与高效液相色谱法进行比对，是否两者结果一致，通过这样一个过程，使学生学会对一个复杂样品从何入手进行分析。

中药的分析检测方法尚有很多不足，需要引导学生进行自主学习，了解相关前沿领域的知识，并通过实验进行验证。受生长环境影响中药材的特殊杂质含量低、种类多，在检测方法选择时往往需要灵敏度非常高的分析方法，如围绕这个问题开设的"中药材中有机农药残留和重金属的含量测定"实验，学生首先进行文献查阅与整理，选择合适的实验仪器，利用顶空气相色谱-质谱法结合先进的固相萃取技术，对中药材中有机农药残留（如有机氯、有机磷等）进行高灵敏度的分析；同时利用最先进的 ICP-MS 对中药材中重金属元素（如 Pb、Cd、Hg 等）进行分析。这一实验不仅使学生掌握了各种新进大型仪器的使用方法，也了解了其应用领域的前沿动态，为今后工作提供了有力工具。

2.2　科研思维方法向教学实践的转换

除了注重科研成果向教学转化外，还需要将科学研究过程的思维方式、经验方法总结并融入实践教学授课过程中。目前，在普通本科院校开设的仪器分析实验中，多数是给出了具体数值或步骤，学生只需要按照要求进行操作就不会失败。这样表面上显示实验教学效果比较好，但却限制了学生的主动性，如果在未来实际生产中出现类似问题，可能不能较好地进行处理。因此，在实验教学过程中有意识地选择没有固定结果的验证性实验，使学生向在实践生产中遇到问题那样去摸索或探索，找到实验的最佳结果，成功调动学生做实验的积极性和主动性。如中药学专业的学生开始 UV-Vis 法测定槐花中的总黄酮含量的实验，不告诉学生样品的浓度，要求学生通过实验找到自己样品的大致浓度，再按照理论知识要求，确定相应标准曲线的范围，并动脑筋找到自己测定的实验方案和样品总黄酮的浓度，最大程度地模拟真实样品的分析工作。

2.3　科研成果向教学实践转化中的实现途径

为了保证科研成果向教学实践的转化能够持续、深入地开展下去，应加强"课程建设、教材建设、实验室建设"构建相应的实践教学体系，根据授课对象的不同，开设具有不同侧重点的仪器分析实验内容。根据教学内容的需要，实时补充仪器分析领域最新发展的内容，并从科研成果中选择一些结果稳定、重复性好、适合学生实验教学的内容补充到教材中。这样，从教材的内容和形式上保障了科研成果向教学实践的转化，使之能够不随着教师的变动、学生的变动而改变。

为了保证科研成果向教学实践的转化，在实验室建设与管理方面还需作出努力，为学生的科研服务。我们在没有课的时间将实验室的仪器对学生开放，使学生有足够的时间熟练掌握仪器的使用。在将这些仪器对教学开放的同时，也对教师的科研开放，甚至对外提供测试服务。

3. 结束语

优秀科研成果向教学实践的转化，应该是多样性的，应该在学生的课堂教学、综合实验训练、毕业设计等方面得到充分体现。为了保障科研成果向教学转化的持续、深入，必须从教学内容、教材、实验室建设与管理上形成一套有利于转化的模式。同时，教师也最大程度将在科研工作中的经验、体会、教训在教学的过程与学生进行分享，激励学生树立对科学的执着精神、献身精神，明确自己献身科学事业的人生目标。

◆ 参考文献 ◆

[1] 徐强，吕荣文，修景海，等．基于大型仪器共享平台的仪器分析实验课程建设 [J]．化工高等教育，2020，37（05）：92-94.

[2] 钱刚，张竞成，章天赐，等．理工科研究生大型分析仪器实验教学改革的探索 [J]．广州化工，2021，49（22）：107-108.

[3] 徐文娟，刘颖．科研与教学相融合的仪器分析实验教学模式探索 [J]．教育现代化，2020，7（50）：54-57.

[4] 丛培盛，柴晓兰，范丽岩，等．强化人才培养的仪器分析实验设计与教学实践 [J]．实验室科学，2021，24（05）：106-108.

[5] 樊强文，任绘君，武国蓉，等．虚实结合模式在"现代仪器分析实验"中的教学改革与实践 [J]．东华理工大学学报（社会科学版），2021，40（03）：297-300.

[6] 宋红杰，张立春，衣晓凤，等．面向创新型人才培养的仪器分析教学实验探索 [J]．实验室科学，2020，23（06）：27-30.

[7] 张丽．电感耦合等离子体发射光谱（ICP-OES）法测定聚碳酸酯中重金属铅、镉、汞、铬 [J]．中国无机分析化学，2020，10（04）：28-31.

[8] 牛燕燕，李小宝，张晓萍，等．仪器分析实验课程教学设计——以高效液相色谱分析为例 [J]．化工高等教育，2020，37（04）：125-128.

"药用植物遗传育种学"实验课程教学实践

遗传学是高等院校生命科学相关学科的一门基础课,而遗传学实验又是遗传学课程教学的必要组成部分。遗传学实验不仅是验证遗传学理论的重要一环,而且是推动遗传学向前发展的动力。而中医院校所开设的"药用植物遗传育种学"又具有其自身的许多特点,第一知识体系较复杂:"药用植物遗传育种学"的知识分为两个大的部分,首先是遗传学基础理论的讲解,这一部分就是普通遗传学的基础知识和基础理论;其次就是关于育种学的知识体系,而药用植物的育种学研究的还比较少,这方面的实例也很少。另外,"药用植物遗传育种学"是中药资源专业学生的一门专业的基础课,中药资源专业的教学任务中要求一学期讲授完成,相应的实验课有18个学时。因此,为了在时间紧、内容多的情况下较好地完成教学任务,团队参考了一些学校的"药用植物遗传育种学"的实验课开设情况,并根据自身特点进行改进,以期能够较好地完成该课程的实验教学任务。

1. "药用植物遗传育种学"实验课开设情况简介

中药资源专业是一个比较新的专业,许多中医药院校只是近几年才开始开设该专业。我校在开设中药资源专业之初,对周边中医药大学进行调研,结果发现很多院校的"药用植物遗传育种学"仅开设理论课,同时在开设实验课的院校也存在一些问题。如实验课程的建设比较滞后,实验课的开设只是遵循经典的遗传学实验模式,缺乏创新;教学方式也比较僵化,几乎所有的实验都遵循一个模式即教师设计好各种实验的步骤,然后详细讲解给学生,最后学生按照这个方法步骤完成实验,整个过程堪称完美,但是学生却收获不多;实验教学对学生的评价不合理,学生实验课的评价主要依据就是实验报告,有的同学辛苦完成的实验报告与抄袭完成实验报告的同学分数相当,使一些同学的积极性受到打击,另外这种教学模式和评价体系无法发掘学生的科研能力。鉴于以上的这些情况,我们在制定本校的"药用植物遗传育种学"实验课程时,进行了一些改进,力图避免一些弊端,争取达到更好的教学效果。

2. "药用植物遗传育种学"实验改革方向与策略

2.1 实验设计的改革

（1）由统一的实验向开放性实验转变。传统的实验教学以教师的安排为主，几乎是教师怎样安排，学生怎样完成。而实验学时少，时间上就无法保证，因此统一的大规模的实验教学是无法进行的，只能进行一些相对简单的验证性实验。由此认为不能只盯着课上的时间，要充分发挥学生的主观能动性。因此，以"国家大学生创新性实验计划指南"中提出的"兴趣驱动、自主实验、重在过程"的实施原则为指导，让学生自主选择实验题目，以小组为单位自主查阅资料，完成实验过程的设计，教师可帮助学生进行实验设计的论证并鼓励学生大胆尝试，充分调动学生的科研积极性，让学生自动从课本中去寻找理论的依据从而完成自己的实验题目。例如有的学生对于药材的基因表达与药效成分之间的关系很感兴趣，但是这个实验做起来是很复杂的，因此，先要求学生去查资料，寻找可以检测的药材和可能检测的途径。学生的团队合作和接受新鲜事物的能力超出想象，他们根据文献报道确定了要研究的药材是柴胡，而且确定了研究的方法是荧光定量 PCR，并且明确了柴胡皂苷是次生代谢产物，基因检测只能检测其合成途径的关键酶的基因。同学们将这个实验进行下去，并申报了当年的"大学生创新创业计划"。

（2）由验证实验到综合性的研究型实验的转变。实验教学是一种理论学习和创新能力培养相结合的教学手段，验证性、演示型实验虽然能够锻炼学生的动手能力，培养学习兴趣，但是无法更深层次地挖掘学生的科研创新能力。因此，在保留一部分验证性实验的基础上大力发展综合性的研究型的实验，不再局限于遗传实验课，而是多门课程知识、仪器以及各种实验资源的整合。例如同学们申报"大学生创新创业计划"的研究课题"不同采收期柴胡中柴胡皂苷含量和柴胡皂苷合成途径关键酶表达之间的关系"，这个课题在准备初期是打算一个学年完成的，但是同学们在做实验的过程中总是有新的想法，而且很多想法非常可行，因此，同学在完成科研任务的同时，把实验的思路方法传给了下一届的同学，使得实验有了延续性，同时也带动了一批选择不同学科方向的同学加入进来，不断地进行新的尝试，几乎成为了同学们毕业设计的提前演练。教师根据大家的思路和想法进行了完善、补充并申请了省一级的科研课题。

综合性的研究型的实验在最初也许很简单，但是随着研究的深入，许多新的研究火花的迸出，这个最初简单的设想就会越来越完善，最终形成一个完整的科研课题。

2.2　教学手段的改革

由于实验设计的改革，教学方法也会相应地进行改革。我们的实验课不再用来进行有限的验证性实验，而是进行科研 Seminar（讨论会），让大家把自己的实验设计、实验中遇到的问题，已经得到的结果全部都展示出来，从而集思广益，把自己的实验设计和结果做到完美。最后一次课进行实验结果的展示和实验预想，把自己的结果讲出来，把自己的预想也讲出来，留给下一届的同学再来继续完善这个课题。这种 PBL 教学模式，伴随着开放式综合性实验设计，充分调动了学生的科研能力和科研热情。

2.3　教学评价体系的改革

实验报告是验证性实验的最终成果，对于学生的评价基本上也是以实验报告作为最重要的依据，从而造成学生上课与不上课的成绩差别不大，影响学生上实验课的积极性。而进行开放性和综合性的实验，学生必须从头努力，实验报告上的每一个字都是自己努力的见证。教师对于开放性综合性实验的打分并不再关注他们的实验结果如何，而是关注实验报告整体的完整性，是否真正查找了文献资料，实验过程的设计是否完整等。只要学生努力了，即使他的实验方向有一些错误，没有完美的结果也不会影响他的分数。

3. 改革后的效果

本实验课是学生进行学习探索的一个很好的平台，如果一切都给学生设计好了，学生反而失去了学习的兴趣。因此，开放性的综合性的实验不仅让同学们体验到了团队合作的力量，同时也极大地发掘了学生的科研主动性，从"要我学"变成了"我要学"。在实验探索的同时，学生们也非常积极地进行各项科研课题的申报，即使是大一的同学不要求申报，很多同学都已写好了课题申请书，准备大二就申报。这种科研热情也使得教师的科研思路开阔起来，形成了一个师生共同进步的积极的氛围。并且随着开放性综合型的实验课题的开展，会使得很多本科生得到了科研能力锻炼的机会，为他们以后进一步深造奠定了很好的基础。

4. 结束语

"药用植物遗传育种学"在中医药院校的教学体系中是一个较小的科目，但是对于实验课的改革尝试却取得了可喜的成果。相信开放性综合型的实验教学模式将是未来大学本科实验教学的趋势。

◆ 参考文献 ◆

［1］ 蔡梅红，刘天磊，王云，等．基于遗传学实验教学改革的大学生科研素质培养探索［J］．安徽农业科学，2015，43（1）：310-311.

［2］ 任跃英．药用植物遗传育种学［M］．北京：中国中医药出版社，2010.

［3］ 程罗根．遗传学实验课程的教学现状与思考［J］．教育教学论坛，2015，1（1）：242-243.

［4］ 何凤华，黎杰强，朱碧岩，等．"三自"教学模式提高遗传学综合性实验的教学效果［J］．遗传，2015，37（4）：396-401.

［5］ 牛雅琼，谢国梅，那冬晨，等．遗传学开放式实验教学的探索［J］．生物学通报，2012，47（1）：35-37.

"分子生物学"实验课程教学实践

"分子生物学"是从分子水平研究生物大分子的结构与功能从而阐明生命现象本质的科学,是人类在分子水平上揭示生物世界的奥秘、阐明生命现象本质的基础学科。实验教学是中药学专业人才培养体系的重要组成部分,在引导学生理论联系实际、创新思维和实践能力培养等方面具有重要作用。其中"分子生物学"实验教学是分子生物学课程的重要组成部分,是影响课程教学效果最直接和重要的因素之一。

分子生物学有助于加快中药学现代化进程,将分子生物学的新技术引入到中药研究中,为探讨中药的作用机制和研制新药提供了一种新的研究工具和方法,对中药学的变革和进步起到巨大的推动作用。分子生物学实验在分子生物学知识的传授和技术应用过程中发挥着重要作用。现代分子生物学技术在中药 DNA 分子标记鉴定、药用植物分子标记育种、中药资源开发、中药有效成分的提取、中药作用机制研究等方面显示出广阔的前景。

1. "分子生物学"实验简介

1.1 研究领域

分子生物学相关知识与实验技术是医学类相关专业学生应该掌握的基本知识及技术,在学生今后的学习或工作中占据极其重要的地位。分子生物学是由生物化学、生物物理学、遗传学、微生物学、细胞学以及信息科学等多学科相互渗透、综合融会而产生并发展起来的,其研究内容包括核酸的分子生物学、蛋白质的分子生物学、细胞信号转导的分子生物学。因此,分子生物学以核酸和蛋白质等生物大分子的结构及其在遗传信息和细胞信息传递中的作用为研究对象,是当今生命科学中发展最快并正在与其他学科广泛交叉与渗透的重要前沿领域。

1.2 研究成果

分子生物学实验课包括 RNA 提取、核酸电泳、cDNA 合成、PCR 扩增、扩增产物回收、载体连接转化、阳性克隆鉴定、质粒抽提及酶切鉴定等实验。这些实验基本涵盖了基因克隆全过程。是分子生物学最基本的实验操作技术，为学习其他分子操作技术奠定了基础。一般情况下，RNA 提取最好使用新鲜材料。PCR 扩增中要控制好退火温度，避免出现杂带。在进行切胶回收时，将目标条带单独切出来，再进行胶回收，该方法可以去除 PCR 过程加入的酶及其他杂质。

2. "分子生物学实验"的教学转化

2.1 教学转化的目的

通过本教学实验，达到如下主要目的。

（1）引导学生理论联系实际，提高学生对分子生物学理论知识的理解能力，培养学生创新思维和实践能力，使学生认识各学科和课程交叉的意义，充分发挥学生自主性。进而提高学生的参与度，真正地做到学以致用。

（2）通过实验教学提高学生对分子生物学课程的兴趣度，培养学生的科研思维和科研综合素质，提高学生的科研热情和科研思维能力，为学生今后从事科学研究奠定基础。同时提高教学质量，培养学生的探究精神；在教与学过程中收获的经验、发现的问题，促进教师科研工作的提升，真正做到科研和教学均衡发展、互动相长。

2.2 教学转化的主要方法

把分子生物学实验转化为课程教学资源，关键要处理好以下几方面的问题。

（1）建立互动式教学模式，提高学生的参与感。分子生物学实验课程按照专题形式进行划分，而后将每堂实验课的内容按照知识点划分为若干小节，同时将学生分成相等的小组，课前让学生提前预习，而后结合现代媒体在课堂上讨论、交流。最后基于学生讨论的内容结合教程的理论知识，进行总结。

（2）教学过程，充分利用实验室仪器。学生是学习的主体，在课堂教学中，要特别重视学生的自觉主动参与，要保证充分使用实验室的仪器，开阔学生的视野，使学生了解更多的实验仪器和使用方法。鼓励学生在实验中动手设计和操作，在讨论中主动发表和交流各自的意见，在主动参与的过程中得到锻炼。这样学生不单纯只是任务性的完成，更可以深入了解科研过程，进一步规划自己的未来方向。

（3）开设创新创业项目，提升学生的科研思维能力。为了提升学生的科研思维能力，学校鼓励学生申请大学生创新创业项目。学生可根据自己的兴趣自主选择相应的项目。课堂上向学生讲述创新项目的理论知识，并向学生介绍如何查阅科研文献，提高学生对科学研究的兴趣。课后向学生开放实验室，让学生进入实验室进行能力训练，进而巩固学生在分子生物学课程的理论知识，学会将固定的理论运用到具象的课题设计中。通过开设创新创业项目，极大地提高学生的科研热情和科研思维能力，为学生今后从事科学研究奠定基础。

2.3　教学转化的效果

分子生物学作为中药学类相关专业的重要基础课程，其实验教学是学生理解分子生物学基本理论知识和掌握基本操作技术的最佳途径。分子生物学实验向课程教学资源转化的实施过程中，学生在不断发现问题、解决问题，对实验操作过程印象加深。增强了课程实验相关的理论与技术的理解，并具备了一定的分析问题、解决问题的能力。

（1）学生的实验参与度明显提升。学生会按小组从实验准备开始认真完成相关实验步骤。如在"植物 RNA 提取与鉴定实验"中，要求学生小组预先写出实施流程，提前动手配制提取液、电泳缓冲液等试剂，并按要求完成相关操作。就实施效果来看，学生都积极参与到了整个实验的准备过程，通过相互合作，能顺利完成任务。

（2）学生的实验报告质量和实验成绩明显改善。实验报告的撰写是实验课的重要一环，既是学生实验最终成绩的重要依据，也是锻炼学生动手能力和论文写作能力的重要方面。大部分学生都能在教师的指导下，对自己设计的实验内容和碰到的相关情况进行较深入的分析和讨论，也提出了某些独到见解。

（3）学生的问题分析能力和团结协作精神明显提高。分子生物学实验更强调学生小组内的配合以及小组间的协作，以及任课教师的耐心辅导，这不仅有利于锻炼学生的团队合作精神，也有利于拉近教师和学生的距离，加强师生的交流沟通，生生互动和师生互动的效应明显，达到了互学互促、共同提高的学习目的。对于实验中遇到的问题，学生一起查阅相关文献资料并讨论，寻找原因。同时，对于其他小组出现的问题，学生间会相互讨论并提出可能的解决方案。

3.　结束语

传统的实验课组织形式十分古板，教师讲解实验步骤，学生照单抓药式的操作，无法锻炼学生的创新思维和实践动手能力。分子生物学综合实验是分子生物学课程的重要组成部分，通过将教学与科学研究有机融合，加深学生对分子生物学理论知识的吸收和掌握，大幅度提升学生的动手操作能力、创新能力和科研思维，从而提高分子生物学实验课程教学质量，为培养兴趣型和实践型高素质生物医药人才奠定基础。

◆ 参考文献 ◆

［1］ 刘文，胡巍，盛桂华，等．课题驱动的分子生物学实验教学探索与评价［J］．实验室研究与探索，2014，33（05）：197-200.

［2］ 王洁华，杨少辉．《分子生物学》教学改革探讨［J］．安徽农学通报，2018，24（22）：157-159.

［3］ 李升．分子生物学教学实践的思考与改进［J］．教育现代化，2019，6（35）：69-70.

［4］ 许崇波，包英华，刘博婷．基于创新能力培养的"分子生物学"课程建设与教学改革［J］．韶关学院学报，2020，41（09）：77-81.

［5］ 张欣薇，王强，陈明辉，等．分子生物学理论与实验教学的改革研究［J］．教育教学论坛，2020（30）：170-172.

［6］ 曲良焕，周志鹏，郑用琏，等．以学科前沿驱动的《分子生物学》混合式教学实践［J］．中国生物化学与分子生物学报，2021，37（11）：1555-1560.

"药用植物学" 实验课程教学实践

加强对学生的实践动手能力的教育,是解决培养高层次、高素质的应用型人才的关键环节,也是实现一流专业的必要途径。随着现代科学技术的发展,药用植物学的研究也日新月异,在"药用植物学实验"中引进最新的科研成果,使学生能够利用现代的科研方法去解决药用植物学学习中的问题。

学校的中药炮制技术创新中心作为药用植物学研究的重要实践基地,是实现药用植物学教学的主要平台。本教研室依托中药炮制技术创新中心完成了很多科研课题或大学生科研项目,形成了一批优秀科研成果。同时开展优秀科研成果向教学资源转化工作,加强对学生的实践动手能力的教育,对高层次、高素质的应用型人才培养进行了初步的探索。

1. "药用植物学实验"简介

1.1 研究领域

"药用植物学实验"是巩固学生所学的理论知识,加强学生的分析思考和动手能力,提高学生综合性实验技能的实践课程。药用植物学研究包括药用植物的基源、分类、化学成分、药效物质、道地性、药材质量等内容,几乎囊括了中药学各个相关的学科。药用植物学综合实验课程的目标是借助各种方式方法,将药用植物的各个方面进行透彻的研究,为中药材的可持续发展、中药材资源的合理开发利用、中草药的正确栽培与鉴定等打下坚实的基础。学校的中药炮制技术创新中心承担了大量药用植物方面的科研任务,包括国家自然科学基金、各种省级科技项目等。

1.2 研究成果

近年来,我院药用植物学开展了多项前沿领域的研究工作,包括药用植物遗传育种、药用植物抗逆、药用植物连作障碍、分子生药、药用植物生物技术、药食两用等研究方向。在药用植物遗传育种方向参与了河北省科技厅的"大宗中药材育种"工作，如半夏、薄荷等药用植物的育种工作。在全国药用植物资源调查方面参与了全国第四次中药资源普查工作，并积极将现代信息学技术引入调查工作中，保证了工作的顺利进行。以北柴胡为研究对象，利用 DNA 条形码对其进行真伪鉴别，通过本实验学生能够熟悉 DNA 的提取、PCR 的扩增、电泳、测序及序列分析等实验过程，这些实验练习为学生未来从事药用植物相关研究工作奠定了基础。还承担了国家自然科学基金青年项目，对知母芒果苷的药理作用进行了系统的研究；承担河北省教育厅重点项目，对北沙参连作障碍进行了研究等。

2. "药用植物学"中科学研究的教学转化

2.1 教学转化的目标

药用植物学实验教学主要是对药用植物的分类、生殖发育和解剖结构等进行学习。课程结合本教研室拥有的科研平台的各种前沿仪器设备，使学生能够掌握各种显微镜、数码互动、PCR 仪等基本的操作技能，会运用仪器来分析药用植物的特点，并进行分类，能够结合所学的中药生物技术、分子生药学等课程，自主完成药用植物分类、中药材的真伪鉴别等工作。

药用植物分类是一个综合性的实验，虽然人为地将植物分为离瓣花亚纲、合瓣花亚纲和单子叶纲，但是，随着现代生物技术的发展，传统分类学越来越受到挑战，如何对药用植物进行分类成为一个新的课题。药用植物学综合实验就是对药用植物分类的方法进行比较，逐一分析其优点与不足，使学生对药用植物分类有一个全面的了解，从而能够从容面对现代生物技术飞速发展带给传统分类方法的冲击，并熟练掌握各种分类方法的操作技能。药用植物的分类方法尚有许多不足，要引导学生正确对待，并加强自主学习，多查阅文献，了解药用植物相关领域的前沿知识，并多动手练习。

2.2 教学转化的方法

除了将科研的成果向本科教学转化外，科研的思维方法也应该向本科教学实践方面转化。在药用植物学的实验中，大部分实验都是验证性的，即教师给出实验的步骤和结果，学生按照此步骤一步一步做下去就会得到结果。这种实验的优点是保证实验过程的有条不紊，能够稳定学生的情绪，很好地理解某一个知识点。但是这种实验的弊端就是无法启发学生自主思考，学生只是做实验的机器，不会知其然也不知其所以然。因此，在药用植物学的实验中，增加了开放性实验的环节，将学生带到植物自然生长环境中，在自然情况下进行植物分类学的考核。这种考核方式很好地锻炼了学生对知识的综合掌握能力，很好地锻炼了学生的实践能力。

2.3 教学转化的途径

为"药用植物学"课程团队定期开展集体备课，优化了教学方法，提高了教学效果，提升了教师教学能力及业务水平。教师积极参加教学和科研项目的申报，已获得国家级中药学类专业设计大赛 1 项，校级"将课程思政元素引入药用植物学教学的实践与探索"教学改革项目的立项；已获得省级项目、厅局级和校级项目 10 余项，并在本专业杂志上发表了多篇学术及教改论文，如《中国药学杂志》《中成药》和《中国药房》等中文核心期刊及 molecules 等外文期刊上发表了与药用植物相关的研究论文。

3. 结束语

将综合性实训、毕业设计等实践教学融入教师的科研成果，有利于提高学生的学习兴趣，培养学生分析问题和解决问题的能力；将思政元素融入课程案例建设，将药用植物学相关的科研成果带入课堂中，使教学氛围活跃起来，能够有效提高教学效果。同时结合线上线下混合教学、实践教学和多种在线教学平台的应用，提高了学生的学习效率，促进学生对药用植物学相关理论知识的掌握，并为将来从事相关工作或继续深造学习提供帮助。

◆ 参考文献 ◆

［1］ 李捷，邱鹏程，毕琳琳，等 . 虚拟现实技术在《药用植物学》实验教学中的探索应用［J］. 中国医药科学，2021，11（16）：68-71.

［2］ 刘钊，王宪云，严玉平，等 . "思、教、研"一体的翻转课堂在分子生药学课程教学改革中的探索［J］. 中国中医药现代远程教育，2020，18（16）：164-166.

［3］ 郭敏，李斌，陆海琳，等 . 药用植物学实验教学中数字化技术的应用［J］. 现代医药卫生，2018，34（11）：1753-1754.

［4］ 宋军娜，侯芳洁，王乾，等 . 中药学专业与中医学专业药用植物学教学体会［J］. 卫生职业教育，2017，35（12）：38-39.

"中药药剂学"实验课程教学实践

中药药剂学是一门集中医药理论、制剂实践为一体的综合性学科,以中医药理论为指导,运用现代科学技术,研究中药药剂的配制理论、生产技术、质量控制与合理应用等内容的一门综合性应用技术学科,是中药学本科人才培养计划中的主干学科。通过中药药剂学的学习,既完成学生相关中医药基础知识和现代制剂理论知识的学习,同时也要完成对学生各类剂型制备、质量检查等实践内容,培养学生理论联系实践以及分析问题、解决问题的综合能力。而重视学生的实践能力的培养,是解决高层次、高素质的应用型人才培养的关键,也是实现我校中药学作为一流专业的重要手段。

中医药是中华民族优秀传统文化,是我国卫生事业的重要组成部分,独具特色和优势。随着现代科技的飞速发展、国家对中医药事业的大力扶持,以及公众对中医药文化的认识不断更新,中医药事业的发展及中药现代化的进程呈指数性递进。在中医药理论指导下,伴随着现代科学技术在中药制剂中的应用如制剂生产设备、制剂分析仪器设备的研发与推广,中药现代制剂无论从品种开发还是制剂质量控制,都得到前所未有的迅猛发展和提升。在中药药剂学实验教学中引入中药学领域优秀的科研成果,使学生能够利用现代制剂技术及质量评价体系解决科研中遇到的问题。

1. 中药药剂学实验简介

1.1 研究领域

中药药剂学实验,意在通过典型中药药剂的制备,使学生熟练掌握各类剂型的特点、性质、制备方法及质量控制等,以验证、巩固和深化扩展课堂教学的基本理论与知识,为后续专业基础课和专业课的学习及创制新的中药制剂、剂型与工艺打下良好基础。

在综合实验中,传统中药制药理论与现代制剂生产原理、传统制剂技艺与现代制剂手段、传统中药制剂保存方法与现代制剂质量检查评价过程有机融合，相互影响、相互促进，在中药现代化发展中发挥重要作用。本实验课的目标是通过对中医药理论的学习，结合现代制剂技术，改良或优化中药传统制剂、开发中药现代制剂，并实现质量提升，确保中成药的安全性、有效性、稳定性和均一性，总之，实现药物质量的可控性，为临床应用提供安全有效的中药制剂。

河北省中药组方制剂技术创新中心是我院中药制剂研发平台，也是药学院实践教学的主要组成部分，承担了许多中药制剂开发及质量控制的研究任务和教学任务，也包括国家自然科学基金、省科技厅等纵向课题以及药厂制剂开发、医疗机构制剂开发的横向合作课题等。

1.2 研究成果

近年来，团队围绕中药制剂开展了多个前沿或临床应用领域的研究工作，大致可以分为中医药经典名方基准物质研究与制剂开发、中药医疗机构制剂开发、制剂新技术等研究方向。如在经典名方基准物质研究与制剂开发方向，对古代经典名方如乌药汤、桃核承气汤等，以国家发布的古代经典名方关键信息为依据，对药材、饮片的质量进行研究，研究并制备基准样品，对药材、饮片、中间体、制剂开展相关性研究，明确关键质量属性和关键工艺参数，建立和完善符合中药特点的全过程质量控制体系，保证药品质量均一、稳定。该方向承担省级科技重点项目 2 项，获省中医药协会科技进步奖一等奖一项、出版论著 1 部，发表相关论文 10 余篇。

将现代化的制剂新技术应用于中药制剂中，提高了中药制剂的内在质量和临床疗效。例如，采用环糊精对中药挥发性成分的包合技术，不仅仅使其液体药物固体化而利于制剂生产，也可对挥发性成分在制剂中的稳定性大有提升；采用高分子材料对榄香烯、藁本内酯等中药活性成分进行处理，制备纳米胶束、纳微乳等，使其分散度、可溶性等物理特性显著提升，对未来该活性成分的制剂开发奠定理论基础和技术支撑。该方向承担省级课题 3 项，在国内外有影响的学术期刊上发表相关论文 30 余篇。

2. 中药药剂学实验研究成果的教学转化

2.1 教学转化的目标

中药药剂学实验教学是中药药剂学教学的重要组成部分，主要依据中医药基础知识及现代制剂理论，对中药材/饮片进行预处理，选择适宜辅料，依据工艺要求，制备或传统、或现代的中药制剂。该实验教学的实施，使学生熟练掌握各类剂型的特点、性质、制备方法及质量控制等，以验证、巩固和深化扩展课堂教学的基本理论与知识，并树立质量安全意识。

学会中药制剂的处方分析，掌握临床常用中药剂型的制备方法及工艺流程，会运用现代制剂及质量检查的仪器、设备完成中药制剂的制备和质量控制，是中药学专业学生应具备的职业技能。

以乌药汤颗粒为例，通过本实验学生首先能够熟悉中药药效成分的提取、分离纯化等中药预处理流程操作，并结合中药制剂理论知识，能进行处方分析，体会辅料在制剂中的作用，并学会使用颗粒剂、干燥箱、压片机等设备，最后，能依据《中国药典》等标准完成片剂的质量检查。

2.2 教学转化的方法

授人以鱼不如授人以渔，除了注重科研成果、科研技术向教学转化让学生学会现有的实践技能外，还需要将科学研究过程的思维方式、问题的处理原则和方法等一并融入实践教学授课过程中。

仍以"乌药汤颗粒"为例，在完成教材中固有的实验后，针对清热感冒片中挥发性成分——荆芥、薄荷混合挥发油在固体制剂中的加入方法进行讨论，例如如何利用制剂新技术提高挥发油在片剂中的稳定性，以及如何确定含量检测的指标，如何进行验证等内容，随后，设计实验内容，并在实验室完成实践工作。通过这一开放性实验，模拟在实践生产中遇到问题的过程，找到解决问题的最佳方法，充分调动学生实验研究的积极性和主动性。并且学生不仅掌握了片剂的制剂理论、学会了片剂设备的使用，也了解中药制剂二次开发的意义及模式，为将来从事相关工作提供积极的引导和职业素质基奠。

2.3 教学转化的途径

为保证科研成果向教学实践的持续深入转化，为此构建了"课程建设、教材建设、实验中心＋科研平台共建"相互促进的实践教学体系和模式，根据专业不同、授课对象的不同，开设了具有不同教学目标倾向的中药药剂学实验内容。例如，针对中药学专业，偏重中药制剂的处方分析、剂型制备等内容，中药学临床药师方向，则更偏重于制剂的质量控制，中药制药专业，则更倾向于制剂工艺优化、制剂新技术应用等内容。根据教学目标，对教材内容进行修订，并补充相关的制剂仪器设备。并在科研成果中优选一些结果稳定、重复性好、针对性强的内容补充到实验教材中。同时，实验中心、中药制剂科研平台也根据需要和运行时间对教师和学生开放。如此，从教材内容和教学形式等方面，实现科研成果的持续性转化，使教师的教学能力、学生的创新能力和职业素养不断提升。

3. 结束语

中药药剂学实验成果转化的实施应该在学生的课堂教学、综合实验训练、毕业设计等方面得到充分体现。在该转化过程中，教师与学生就科研过程和成果或经验及教训进行交流、互动和共享，缩短师生间心理距离、促进师生关系和谐发展，同时也激励学生树立不断探索求新的科学精神，培养热爱科学、热爱真理的人生观。

◆ 参考文献 ◆

［1］ 罗堃，彭买姣，焦筱淇，等 . 基于应用创新型人才培养的中药药剂学实验教学改革研究［J］. 中国现代医药杂志，2016，18（01）：88-91.

［2］ 刘时乔，李春花，王红芳，等 . 形成性评价在中药药剂学实验中的应用浅析［J］. 教育教学论坛，2018（08）：205-206.

［3］ 郭东艳，史亚军，程江雪，等 . 基于创新实践能力培养的中药药剂学实验教学改革的探索与实践［J］. 现代医药卫生，2019，35（15）：2388-2390.

［4］ 梁国成，陈舒茵，秦辛，等 . 与科研相结合的中药药剂学综合设计性实验教学的应用——以中药药剂学为例［J］. 大众科技，2021，23（01）：115-117.

［5］ 谢田朋，余琰，范凌云，等 . 基于新时代高等教育评价改革的中药药剂学实验教学评价体系思考与构建［J］. 中医药管理杂志，2021，29（24）：27-29.

中药配方颗粒的产业化在教学中的实践

自古以来，汤剂一直都是中药服用的主要方式，中药饮片一直都是汤剂的基础。但随着社会的发展，用饮片煎煮得到的汤剂已经不能满足现代人快节奏的生活方式的需求。由国家中医药管理局组织对中药饮片剂型进行改革，得到中药配方颗粒。早在 1994 年广东某制药有限公司进行了生产试点。2012 年 9 月国家药典委员会起草了《中药配方颗粒质量控制与标准制定技术要求（征求意见稿）》，按此文件要求，至 2015 年试点生产企业完成了 681 个品种工艺标准统一，同时相关企业在本省内开展中药配方颗粒科研生产试点及医疗机构临床使用。2021 年 4 月和 10 月由国家药典委员会颁布了 196 个临床常用中药配方颗粒国家标准。中药配方颗粒国家标准体系的建设，解决了中药配方颗粒二十多年没有国家标准的问题，确保了临床用药安全有效。

目前，国家药品监管制度的改革和技术的发展进步为中药配方颗粒带来发展机遇，但还需要从提高生产工艺、建立质量标准、拓展临床应用等方面解决困扰配方颗粒发展面临的问题。

1. 中药配方颗粒的产业化研究简介

1.1 研究领域

中药配方颗粒是在中医药理论指导下，结合现代制剂新技术，选定最佳工艺，采用工业化生产方式；其组方灵活，符合中医"辨证论治，随证加减"的特点，是对传统中药饮片的补充。

中药配方颗粒产业链相较于中药饮片可以实现从田间到车间的全程化、过程化控制，并结合质量标准，检验药材来源、饮片炮制、加工工艺、质量检测、产品的销售流通等环节，实现标准化管理。智能配药机能够按医生处方所需的用药剂量、味、剂数等配方参数，实时自动将配方颗粒组成小包，计量精度高、动作快捷、使用安全，从而实现替代部分中成药的效果。

1.2 研究成果

中药配方颗粒的发展是中药现代化的重要尝试，既保持了原中药饮片的药性和药效，又无需煎煮、服用，携带和储存方便，且易于调剂，可满足现代人快节奏生活方式的需求。自从 2001 年国家发布《中药配方颗粒管理暂行规定》，将中药配方颗粒纳入中药饮片范畴并进行企业生产后，到如今，中药配方颗粒行业在我国快速发展了 20 余年，也获得了市场的认可，至 2021 年销售额达 612.14 亿元（中医药行业发展蓝皮书，2022 年）。团队的中药配方颗粒相关研究成果曾获得科技部二等奖、省级科技进步一等奖等多次奖励，出版相关专著 3 部；在《中国中药杂志》《中成药》等高水平杂志上发表相关论文数百篇，授权相关专利 50 余件。

2. 中药配方颗粒的产业化研究成果的教学转化

2.1 教学转化的目标

随着中药配方颗粒产业快速发展，国内数十家中药企业已经加快研发速度和质量标准体系建立，目前已经有 700 余种中药配方颗粒用于临床，占中药饮片市场近 30%。与中药配方颗粒产业或企业相适用的专业和人才需求日益增长，要求从事配方颗粒生产人员不仅具有中药药剂的基础理论知识，而且还需要具备中药学、中药制药、中药工艺设计等多层次的基本知识。

然而，目前中药学专业学生在中药化学、中药药剂学、中药分析等方面的知识比较扎实，但缺乏对中药制药、中药工艺设计等生产相关知识的系统理解，更缺乏整个中药生产管理、中药产品开发等方面的知识与经验。

为了适应中药配方颗粒对人才需求，我们需要在现行专业基础上对课程授课内容进行更新，如"中药分析"课程中开设与配方颗粒相关的实验，通过介绍配方颗粒的生产基本原理、原料换算和颗粒冲服等基础原理，并与目前最新的科研成果相结合，帮助学生构建较完整的中药配方颗粒知识体系，提高学生的实际生产技能。

2.2 教学转化的主要方法

（1）从基本理论和基本技能入手，仿真生产情境。"中药制剂学"课程主要以中医理论为指导，是运用现代科学技术研究中药药剂的配制理论、生产技术、质量控制、合理应用的综合性课程。在教学过程中，引入自制"连花清瘟颗粒含量测定及其指纹图谱的建立虚拟仿真软件"，从颗粒剂制备、质量分析和数据处理三大操作模块的操作，提高学生的认知度。这样，课堂讲授和实验室模拟相结合，积极开展分组讨论，提高学生的学习兴趣。

（2）利用在线学习平台，创新课程的学习方式。除了常用的讲授方式，例如，直观教学法、角色扮演法、课堂讲授法和案例教学法等，还探索和利用教育类APP、教辅实训平台等在线学习方式，实现即时的互动案例教学。

（3）发挥第二课堂作用，形成多元化的教学模式。引导学生组织"企业讲堂""专业交流会""双师课堂"等第二课堂，邀请中药企业负责人、高级工程师或中药非物质传承人等，入校为学生开展专题讲座，为学生答疑解惑，激发学生的求知欲望，坚定学习和从业的信心，充分发挥校企合作协同育人效应。

（4）采取有效措施，鼓励教师提高教学水平。为了提高教师的教学能力，每学期召开三次课程研讨会，积极探讨和修订"中药制剂学"课程的教学大纲，把握课程教学进度，改进课程的教学方法。同时，鼓励教师积极申报省级、校级重点课程"中药制剂学""中药分析"，在教学工作上不断探索、夯实自身的理论功底。

（5）加入思想政治元素，提高学生职业道德素养。帮助学生正确认识"新时代中药学"，不忘初心、牢记使命，把握历史规律，引导学生崇德向善、诚实守信、热爱集体、关心社会。"中药制剂学"融合政治思想教育，在课程中挖掘、提炼蕴含的政治思想内容，与高校德育体系"融为一体"。

2.3 教学转化的效果

（1）指导学生学科竞赛，夺得优异成绩。大力倡导学生学以致用，为学生提供展示平台，鼓励学生积极报名参加全国性的学科竞赛和各种创新实践，培养学生的科研精神和实践精神。通过精心备战和激烈竞争，荣获省级大学生创新创业年会、"挑战杯"大学生课外学术科技作品竞赛等奖励20余项，其中，国家级2项、省级特等奖6项，师生合作共发表了4篇论文。

（2）适应中药配方颗粒时代需求，更新教学模块。在中药配方颗粒快速发展环境下，建设以中药配方颗粒生产、检测为基础的"中药药剂学"新课程教学体系，注重学生专业理论教育，同时，强化对学生实践技能的培养，通过高度模拟仿真实训，保证学习者获得直观经验，全面提升实践应用能力。

（3）编写众多专业性材料，为学生就业方向提供指引。团队编写《中药学毕业实习手册》，重点从实习教学大纲、实习教学方案、岗前培训、生产操作、分析检测、实习日志和实习报告等方面，对中药企业实习的主要工作进行较为全面介绍，以供学生实习参考，为学生实习提供指引。

（4）教师的科研能力不断提升。课程建设团队成员均主持或参与了不同的科研项目，在专业杂志上发表了多篇教改及学术论文，例如，在中药学权威期刊《中国中药杂志》《中草药》等上发表了与中药配方颗粒相关的中药质量标准、药理活性等论文，成功申报了"中药药剂学"校级重点课程，取得"基于培养应用型人才的中药药剂学教学改革研究"等项目。

（5）职业道德与思政元素，两者实现融会贯通。通过思政元素融入，学生们应能理解中药配方颗粒是科技不断发展的新内容、新方法、新技术，应与社会主义核心价值观紧密结合，例如，详解中药制剂质量标准制定流程，要求学生践行善于钻研、勇于创新、做事踏实的工匠精神、专业和职业素养；通过中药配方颗粒的成果转化，使学生清楚中医药在现代医药市场的地位，要坚定中医药自信，在传承中创新和发展中医药，进而产生强烈的爱国精神。

3. 结束语

中药配方颗粒产业化引入传统教学中，使学生理解中药产业最新发展，同时也能掌握配方颗粒生产过程各种新方法、新技术；在教学过程中注意运用 PBL、对分课堂等教学方法，以及启发式、案例式等教学手段，提升教学课堂效果，注重培养学生的独立思考意识；结合实践教学内容，培养学生运用现代中药技术解决中药配方颗粒生产过程中出现的问题。

◆ 参考文献 ◆

［1］ 国文．国家规范中药配方颗粒临床使用［J］．中医药管理杂志，2021，29（22）：6.

［2］ 王磊，陈鹏，王玉龙，等．2018—2020年天津中医药大学第一附属医院中药配方颗粒应用情况分析［J］．现代药物与临床，2021，36（11）：2418-2423.

［3］ 韩梅，夏芸，李雪梅，等．中药配方颗粒临床研究现状、疗效与安全性的概况性评价——以华润三九配方颗粒为例［J］．中医杂志，2021，62（10）：861-867.

［4］ 温雅心，董玲，杨丽，等．中药配方颗粒的发展现状及国际化对策探讨［J］．中国现代中药，2021，23（08）：1319-1325.

［5］ 王芙涵，桑珍，沈云辉，等．中药配方颗粒境外发展现状分析与对策［J］．中华中医药杂志，2020，35（10）：5131-5134.

［6］ 黄蓓．首批160个中药配方颗粒国家标准公布［J］．中医药管理杂志，2021，29（09）：58.

北苍术质量评价研究成果在教学中的实践

苍术为多年生菊科植物茅苍术 *Atractylodes lancea* (Thunb.) DC. 或北苍术 *Atractylodes chinensis* (DC.) Koidz. 的干燥根茎, 始载于《神农本草经》。苍术辛、苦, 温。归脾、胃、肝经。燥湿健脾, 祛风散寒, 明目。其主要分布于河北、内蒙古等地区。近年, 苍术的市场需求不断增长, 主流品种以北苍术为主, 但质量参差不齐。苍术为多年生药用植物, 受其繁殖能力弱, 加上无节制采挖, 导致野生北苍术资源日益枯竭。目前中药人正在考虑如何通过人工栽培技术或仿野生技术保证北苍术资源合理开发利用。

随着北苍术引种栽培的面积进一步扩大, 北苍术的生长发育及药材质量形成机制也受到重视。中药有效成分含量极易受到温度、光照、水分、肥料等环境因子影响, 其中土壤养分为调控其产量和品质的最有效措施之一。目前, 多数研究停留在施肥对苍术生长的短期影响, 不同生长年限的北苍术次生代谢产物积累对土壤矿质元素的响应尚不明确, 因此团队对影响北苍术质量的因素进行了详细研究。

1. 北苍术质量评价研究成果简介

1.1 研究领域

随着我国中医药产业的迅猛发展, 北苍术药材需求量不断增加, 野生北苍术也被大量采挖, 市场上已很难见到野生品。但栽培品的质量良莠不齐, 有效成分含量、用药疗效及临床用药安全也是目前的研究热点。通过高效液相色谱法 (HPLC) 建立多个代表性产地北苍术药材指纹图谱, 结合化学模式识别技术对北苍术药材进行综合质量评价, 结合 QAMS 方法, 通过测定苍术素的含量, 实现准确计算稳定且有药理活性的 β-桉叶醇、白术内酯 I、白术内酯Ⅲ的含量, 以期为建立较完善的北苍术质量评价体系提供科学依据。

1.2 研究特色

过去几十年我国土壤中投入过量高浓度的氮、磷、钾等化肥, 高浓度的速效肥料施入土壤中，其与土壤颗粒的结合是瞬间完成的，多余的养分溶解在土壤水溶液中，被作物根系吸收，收获的农作物也协同带走了所需的其他营养，而其本身应该具有的对人类健康有益的矿物质、维生素、风味物质和抗氧化物质却在减少和消失。因此，本研究以一年生、三年生和七年生苍术为研究对象，通过比较北苍术的土壤中大量元素、微量元素和次生代谢产物积累的特征，明确土壤营养元素对北苍术药用成分影响的关键驱动因子，结果发现七年生北苍术土壤 pH 值和土壤有机碳含量均呈现下降趋势，且土壤中锌、铜和铬元素含量均最高，而三年生苍术的苍术素、白术内酯Ⅰ和β-桉叶醇含量最高。

2. 北苍术质量评价研究成果的教学转化

2.1　教学转化的目标

（1）教学内容高阶性。课程高阶性是课程知识内容与能力素质培养有机融合的体现，对培养学生解决复杂问题的综合能力与思维模式的效果至关重要。《中国药典》（2020 年版）仅规定了对苍术素进行含量测定，这对北苍术药材质量综合评价存在一定局限性。本研究成果采用 HPLC 指纹图谱结合一测多评法对北苍术质量进行评价，在一定程度上是对药典的补充。授课前，要求学生做好"仪器分析"和"有机化学"等学科的知识铺垫，从而真正实现教学内容的"高阶性"。

（2）课程思政与专业知识相结合。土壤环境是中药材质量形成的基础，是道地药材形成的关键。土壤肥力是中药材产量高低、品质优劣的重要保障。由于滥用化肥导致中药材质量不增反降，随着"绿水青山就是金山银山"理念深入人心，当前中药材绿色发展已成为广大中医药从业者的共识。然而，受传统教育理念的影响，医学类院校没有与土壤学课程关联的知识基础，因此，在教学过程中注意给学生补充与优质中药材评价的相关知识，或引导学生到中国大学慕课上自主学习相关课程，完善自己的专业知识结构，进而提高学生对优质中药材形成机制的充分理解。

2.2　教学转化的主要方法

（1）问题导入与专业知识相融合。朱永新教授曾说过："理想的课堂是教师教得轻松，学生学得快乐的课堂；是学生在老师的指导下，主动学习、乐于探究、生生互动、师生互动，人人都有收获的课堂。"不同中药材对生长年限有不同的要求，相对于野生北苍术药材而言，人工栽培北苍术的养分调控和温度光照等环境因子较容易调控，因此其最佳采收年限是否与野生药材采收年限相同，需要进行实验探究。可以以此为设问，引导学生积极探索。

（2）把课堂还给学生。课堂是学生学习的主阵地，老师是学生学习的引导者和参与者，首先要做的就是把课堂还给学生。因此，教师在授课前一周，在线上将相关问题留给学生。引导学生利用课余时间，以小组为单位搜集文献和书籍资料，并给出自己的调查结果；在课堂上，让各个小组将成果进行汇报，其他小组负责打分。这样提高学生对基础知识的掌握程度，提高学生的语言表达能力、组织协调能力和批判性思维，同时注重师生互动，时刻挖掘学生的闪光点。

（3）中药材绿色发展理念。中国中医科学院中药研究所陈士林团队从503个产区收集了共1771批次种植类中药材，对136种农残进行检测发现59%的样本农残超过欧盟标准，根茎中农残检测率最高（49%），35种禁用的剧毒农药的检出率为43%。由此可见，中药材人工栽培面临的土壤污染问题不容忽视。

2.3 教学转化的效果

通过解读国家时政方针，培养了学生跨学科视野，树立了可持续的中医药发展观，使同学们正确认识土壤对药用植物栽培的重要性，增强了学生历史使命感和责任感，真正实现中医药守正创新。结合大量的北苍术种植、采收加工的现场照片，使同学们深刻认识到实现中药材绿色发展任重道远，保证药用活性成分的质量是一门大科学。通过对本案例的讲解，用大量翔实的科学数据证实了中药材质量的优劣和当地环境密切相关，人工栽培中草药更要坚持"因地制宜"，科学发展。否则，物极必反，盲目追求产量，反而导致中药材产业的不可持续性。

3. 结束语

北苍术作为大宗中药材，年需求量不断攀升，但其质量参差不齐。授课时要提高教学内容的深度和广度，注重知识与能力培养的有机结合，强调先修课程知识点的衔接。专业知识在课程思政理念的加持下，增加了学生学习中药质量评价方法的兴趣和动力。同时，教学互动能够提高学生的课堂关注度，教师及时对学生理解不透彻的知识点进行答疑解惑，进而改进以后的备课侧重点，更好地提升教学质量。

◆ 参考文献 ◆

［1］ 曾海蓉，李婷娜，冉倩，等．基于熵权法结合 Box-Behnken 响应面法优化桂枝芍药知母颗粒复方提取工艺［J］．中草药，2020，51（1）：84-90.
［2］ 高丽，张文慧，黄惠丽，等．苍术素现代研究概况［J］．医学信息，2018，31（17）：37-40.
［3］ 张明发，沈雅琴．苍术及其活性成分 β-桉叶醇的神经药理作用的研究进展［J］．抗感染药学，2017，14（1）：6-11.

［4］　赵艳云，张建云，郑开颜，等．基于信息熵赋权结合 Box-Behnken 响应面法优化北苍术提取工艺
　　　［J］．中华中医药学刊，2022，40（06）：86-90.

［5］　LEE J W, MO E J, CHOI J E, et al. Effect of Korean Red Ginseng extraction conditions on antiox-
　　　idant activity, extraction yield, and ginsenoside Rg1 and phenolic content: optimization using
　　　response surface methodology ［J］. Journal of Ginseng Research, 2016, 40（3）：229-236.

中药材中水分检测新成果在教学中的实践

我国中药材资源丰富，品种繁多，中药材作为独特的药用资源，关乎人民生命健康，随着中医药事业的发展，中药材的质量问题受到广泛关注。中药材大多来源于植物，由于自然条件和自身性质的影响，含有一定水分。中药材中水分含量与储存养护期间的理化反应密切相关，易滋生害虫和霉菌，或产生走味、变色、潮解、风化等问题，影响其药效品质。保持药材适当的水分可以保持中药材的药效，能够增加药材稳定性，利于储存。合理的水分控制在储藏保管中可防止生虫、霉变，避免有效成分分解、酶解、变质等，因此必须重视中药材水分的检测。

《中国药典》（2020 年版）对水分有明确规定，具体检测方法有费休氏法（主要用于化学药物），适用于中药材水分检测的有烘干法、减压干燥法、甲苯法、气相色谱法等。烘干法适用于不含或少含挥发性成分的药材，甲苯法适用于含挥发性成分的药材，减压干燥法适用于含挥发性成分的贵重药材，气相色谱法适用于中药制剂中微量水分的测定。因此，在检测前需要对药材的属性进行判别，选择更为合适的方法，在这些方法中烘干法和减压干燥法耗时长，准确度和精确度低；甲苯法与气相色谱法虽运用较多，但甲苯法不仅污染环境而且对人体也有一定的伤害，气相色谱法相对污染较少，但品种受限。随着科技的发展和各个学科的交叉融合，在传统方法和原理的基础上涌现出许多新的水分检测技术，如在线称重法、电阻法和电容法、微波技术检测法、近红外光谱技术、太赫兹光谱技术等。如何科学利用这些干燥检测仪器测定中药材中的水分，尤其是贵重中药材，凸显其研究必要性。

1. 中药材中水分检测新方法简介

1.1 研究领域

中药材水分检测主要为了保证中药水分符合要求进而保证中药的质量和稳定性。水分检测的新方法克服了传统检测的弊端，同时参考食品、化学物质等相关领域的检测方法，探索适合中药的检测手段，提高检测效率，为中药材相关产业链服务。

1.2 关键技术

传统研究方法中烘干法是指测定供试品在规定条件下经干燥后所减失水分的重量。甲苯法指供试品在甲苯加热回流的条件下，被蒸出的水量。减压干燥法的使用装置为减压干燥器。气相色谱法以纯水为对照，无水乙醇为溶剂，使用热传导检测器，测定贵重药材及其他制剂中的含水量。在线称重法是在干燥过程中的创新，可以通过设备实时监测干燥过程中物料的水量变化，是一种直接测量法，目前已有将该装置用于工业领域的水分检测。电阻法和电容法主要通过检测物料的电阻和电容值来计算含水量。罗丽琼等以复烤烟叶为材料，将电容值和电阻值分别与烟叶含水率进行方程拟合，设置最优的检测条件，针对这种方法，国家已制定了电容法和电阻法谷物水分测定仪型式评价大纲。该技术也可用于中药材干燥过程中的水分检测，检测时可通过多点取样来减小误差。微波具有波粒二象性，与介质相互作用时，会呈现反射、穿透、绕射及吸收现象，含水物料在电磁场中的复介电常数的变化与含水率的大小呈现一定关系，因此可应用于物料含水量的检测。微波技术目前应用于中药提取、炮制、干燥灭菌、中药制剂等相关环节，具有操控性强、高性能、低耗损等多种优势，应用价值广泛。近几年逐渐兴起的低场核磁共振分析与成像技术不仅能够检测物料中的水分含量，同时也可以测定物料中的结合水、半结合水、自由水的含量，以及通过成像技术进行直观分析，因此，已在食品、粮食、工业等多个领域被广泛研究。太赫兹指的是频率为 10^{12} Hz 的电磁波，介于微波与红外之间。光子能量很低，无电离辐射，对水分的吸收很敏感，可表征水分的含量和分布，因而可用于生物医学成像和光的检测，也广泛应用于食品、药品、环境方面。马品等运用太赫兹光谱技术对天麻中的水分进行了检测，验证了该技术应用于中药材水分检测的可行性。

2. 研究成果的教学转化

2.1 教学转化的目的

希望通过本教学达到如下目的。

（1）通过水分检测背景的介绍使学生能够充分掌握专业基础知识，认识到水分的检测不局限于中药领域，使学生充分体验各个领域、学科之间的交叉融合。

（2）能够引起学生对中药各个环节（采收、加工、存储、炮制）的重视，水分含量我们可以通过一些方法去检验，但是也从侧面反映出中药在储存过程中有很多问题需要注意，为学生今后的生产实践提供经验。

（3）根据水分检测的基本原理进行新仪器、新方法的探索，提高学生的创新思维和能力，对事物保持好奇，对专业保持热爱！根据原理及适应范围能够更好地区别应用，使学生能够将理论与实践更好更恰当的结合。

2.2　教学转化的主要方法

（1）引入或延伸。通过引入水分与中药材质量的关系，并从虫害、霉变、走味、变色、潮解、风化等方面进行分析，体会水分检测的重要性，同时对中药的储存注意事项加以延伸介绍。通过介绍药典记载的检测方法，引出原理，在原理的基础上对所需设备进行视频操作展示，延伸原理的应用实例。对新的检测方法和原理进行介绍，对检测适用的条件和各个仪器设备的创新点进行对比，加深对理论的理解，更好地掌握操作原理，为实践操作奠定基础，同时对其他相关领域的水分检测应用技术进行简单延伸。

（2）问题与解决。将想要讲授的知识归结为几个主要的问题，按照掌握、熟悉、了解列出，给予3～5分钟的思考时间，列出疑惑和不解，使学生对所学知识有大致认知，带着问题去听课。根据之前的问题带着学生一步步地去探索解答疑惑，以小组讨论的方式解决问题，让每个学生充分参与，鼓励学生上台发言，以学生为主导，教师最后总结和引导。

（3）考核。将每次课堂的发言作为考核的一项，鼓励学生多发言，锻炼学生口语表达能力和心理素质。以3～4个人为单位，自由选择一种中药，判断其适用的检测方法，参考文献设计可行的实验方案，总结近几年的应用实例，列出实验过程中的注意事项，将可能影响到的重要环节进行整理，提出合理的解决方案。

2.3　教学转化的效果

（1）基础知识的掌握。通过该科研成果的引入与延伸，使学生充分掌握学科知识，同时对其他学科和领域的知识有所认知，也为其他中药专业基础课程奠定了学科基础。

（2）认知与思维的开拓。通过对中药材中水分检测新方法的介绍，使学生了解到最新研究成果，打破了对传统检测的认知，开阔了视野。图片视频更为直观地展示了仪器的构造和操作，给学生留下深刻的印象，也为后期的操作实践奠定了基础。

（3）能力的提升。通过提出问题的方式引入课程的讲解，使学生更有目的性、更有针对性地去进行学习和探讨。课堂中以学生为主，教师为辅，使学生充分参与到课程的教学中，锻炼了学生的表达能力。小组针对问题进行讨论，组织课堂展示，合作分工明确锻炼了学生的组织协调能力，提升学生的参与感、集体感，在课堂参与的过程中也实现了教学相长。

3. 结束语

中药水分的检测是大家容易忽视的问题，而该研究成果转化为本科教学资源，使学生认识到中药水分问题的重要性，课堂中同学积极地参与发言，课堂氛围活跃，积极查阅文献，搜集资料，探索求知欲强烈，锻炼了学生的科研思维，也提升了学生解决问题的能力。中药材中水分检测新方法更新大多为仪器和设备的创新，其原理和操作是学习的关键，需要我们掌握基本原理，并能熟练应用，操作中细化并优化检测流程，给学生提出了更高的要求。

◆ **参考文献** ◆

[1]　万明. 智能在线水分测定系统测定全水分探讨 [J]. 煤质技术，2018（06）：46-48.

[2]　吕为乔，宋凯，赵丹，等. 低场核磁共振分析在果蔬干燥中的应用进展 [J]. 包装与食品机械，2019，37（03）：47-50.

[3]　赵鑫，毛雪. 中药炮制中微波技术的应用及其有效性分析 [J]. 山西医药杂志，2019，48（18）：2233-2236.

[4]　郎泽军，金丹，姚武. 基于低场核磁共振技术的水泥浆体凝结时间及早期强度分析 [J]. 建筑材料学报，2020，23（01）：25-28.

[5]　王学成，王雅琪，李远辉，等. 水分在线检测技术及其在中药干燥领域应用展望 [J]. 中国中药杂志，2021，46（01）：41-45.

[6]　罗力川. 基于太赫兹光谱的高氯酸铵含水率定量分析方法研究 [D]. 西南科技大学，2021.

中药资源普查中的新技术在教学中的实践

中药资源是中医药事业生存发展的物质基础，也是国家重要的战略性资源，近20年来，由于中药资源在食品、保健品以及其他卫生产品和出口贸易中的应用，导致蕴藏量普遍下降，一些名贵药材已很难见到野生资源，出现了中药资源"供不应求"的现状。国家中医药管理局组织开展了第四次全国中药资源普查，以全面掌握我国中药资源情况，助力推进中药相关政策、法规的制定，解决中药材产业发展面临的关键问题，促进中药材产业健康发展，进而推进中药产业国际化。

中药资源普查周期过长、资源监测网络不健全、资源家底不清、过度利用等问题已经成为制约中医药业发展的瓶颈。目前我国已经完成了3次全国性的中药资源普查：1960~1962年第一次全国中药资源普查，1969~1973年第二次全国中药资源普查，1983~1987年第三次中药资源普查，调查结果表明我国中药资源种类达12807种，其中药用植物有11146种，药用动物1581种。现在我国正在进行第四次全国中药资源普查，根据"全国中药资源普查信息管理系统"统计汇总情况，试点工作获取各地调查信息超200万条、照片超500万张，调查工作中如何快速有效地收集中药资源种类和数量等信息，准确、快速地统计汇总出各地中药资源种类，是全国中药资源普查技术方法探索应用的一个关键环节。

1. 中药资源普查新技术应用简介

随着计算机和图像信息技术的不断发展，计算机图像处理和识别技术得到了广泛的应用。如人脸识别、指纹识别、虹膜识别等，广泛应用于航空航天、医学、通信、工业自动化、机器人及军事等领域。在中药资源普查过程中图像识别技术应用于各个阶段：①基于纸质文献资料采用文字识别技术，辅助进行与中药资源相关各类名录，建立统一的中药资源名录库；②基于卫星遥感图像和植被图等基础数据，采用遥感图像分类等技术方法，辅助确定重点调查区域；③基于遥感图像采用决策树模型、光谱特征、面向对象等方法，辅助进行中药材种植区域识别和面积估算；

④基于药用资源个体和药材样品照片，开发中药资源种类识别 APP 和道地药材 3D 展示系统，辅助进行中药资源种类识别和药材鉴别特征展示。

2. 中药资源普查研究成果的教学转化

2.1　教学转化的目标

（1）培养学生实践能力。教学实习是"中药资源学"教学的重要环节，在理论学习的基础上开展实践性教学活动，实现理论教学与实践技术培训的有机结合，可以巩固强化所学理论和基本知识，训练操作技能，培养和提升综合素质。通过资源普查，熟悉中药类植物生长的环境要求、环境特性、分布特征和分布结构特点，并掌握常用中药资源的调查方法、步骤及手段，能够独立完成调查方法选择、调查实习报告撰写，分析调查成功经验和存在的问题，并提出解决办法。

（2）培养团队写作能力。让学生围绕某种中药资源或某个专题开展社会调查，撰写出专题调查报告，锻炼学生实际动手能力和人际沟通能力，培养学生理论联系实际和综合分析解决问题的能力、组织协调能力、心理承受能力、团队合作精神和社会适应能力，并激发学生勤奋学习、勇于创新的积极性和主动性。

2.2　教学转化的主要方法

（1）注重课程实践。在"中药资源学"教学实践中采取分组专题实习、普遍调查与专题调查相结合、野生资源调查与种植药材资源调查相结合、野外调查与室内整理相结合的实践教学方法。同时，选择植物资源丰富的风景区作为实习地，学生不仅能体验药用植物群落的真实生境，并以"玩"促学，在学与玩中提高自己对理论知识的理解，提高了实习教学质量。同时，通过采集、观察、鉴别和标本制作，使学生形成自主学习的思维、方法和习惯，能够独立进行药用植物的检索、鉴别，丰富自己认药和辨药的经验。

（2）开展专题实习。依据第四次全国重要资源普查要求的技术规范，开展野生药用植物资源普遍调查、野生重点药用植物资源调查、腊叶标本采集、鉴定与保存、药材样品采集、鉴定与保存、种子收集与保存、中药资源普查业内整理等相关技术培训。并将资源普查的成果运用到中药材样品采收、加工、鉴定、整理等过程中，同时选择中药品种确定、质量优良、鉴别特征突出、有代表性的中药资源进行系统研究，使学生能够清楚新技术、新方法在资源普查中发挥的积极作用，提高学生学习的积极性。

（3）线上线下混合式教学。新冠疫情不仅倒逼了授课方式的革新，且推进线上教学信息技术的发展。野外实践教学是中药学专业的必修课，是学院人才培养的重要环节，要在做好疫情防控基础上，确保后续野外实习教学课程按时保质开课。教学团队采取"互动式线上教学＋野外仿真教学"相结合的方式，有机呈现团队数年积累的野外素材，用鲜活影像资料引导学生辨认药用植物、描述植物特征、理解植物生长特性。

2.3 教学转化效果

《中药资源学》是近年来发展迅速的新兴学科，相关专业人才应具备较全面的资源专业知识，其中野外调查实习能够有效提升学生的专业素质和创新能力，使学生掌握"中药资源学"的基本研究方法和技术。学生通过查阅文献、学术著作、科技期刊等方式，了解拟调查区域的植物资源、药用植物分布、地形特征、生态环境等情况。通过整理资料，进行野外实习方案的设计，并进行小组讨论，研讨方案可行性，进而提高学生的观察问题、分析问题和解决问题的能力，使传统的"灌输式"教学转变为学生自主探索的学习过程。同时，学生能实地观察药用植物个体的根、茎、叶、花和种子，熟悉分类特征，为今后野生药用植物的深入研究奠定基础。最终通过撰写调查报告，锻炼了学生分析归纳、科技写作的能力，提升了学生对所学知识的认识和理解。

3. 结束语

在"传承精华，守正创新"中医药发展的时代背景下，中医药院校不仅要传授中医药理论知识，而且肩负着传承创新中医药文化的历史使命和责任。充分依托中药资源普查成果，发挥野外实践教学优势，开展多层次教学模式与人才培养模式改革，培养符合中药产业发展需求的中药资源学人才，为中药资源可持续发展奠定基础。

◆ 参考文献 ◆

[1] 陈丽红，谈献和. 中药资源学野外实习教学方法探讨 [J]. 卫生职业教育，2010，28（17）：105-106.
[2] 陈欢，龚邦，杨相海，等. 药用植物学野外实习改革探讨 [J]. 教育教学论坛，2018（36）：121-122.
[3] 魏彩霞，秦蓓，汪兴军，等.《药用植物学》野外实习模型初步构建 [J]. 中国药业，2017，26（9）：94-96.
[4] 林莺，陈彩云，王樱霖，等. 中药学本科专业药用植物学实践教学改革探索 [J]. 中国中医药现代远程教育，2017，15（19）：31-33.

中药饮片产地加工与炮制一体化成果在教学中的实践

中药材产地加工和炮制是中药生产过程中的关键环节。中药材产地加工是指根据中药材性质和商品销售运输保管的要求在产地进行的初步加工处理，属于农副产品范畴；中药炮制是以中医药理论为指导，根据药物自身性质，以及调剂、制剂等临床应用的需求，将中药材制成中药饮片所采取的一项独特制药技术，制成品是中药饮片，属于药品范畴。由于两者的产品性质不同，导致在政策、法规、管理等方面存在差异，且在某些生产工序存在着重复，如净制、切制等，经常被混为一谈。某些企业为了降低成本，将中药材在产地直接进行简单切制加工、干燥、包装成成品，把"一体化"变成"产地鲜切片"的现象也时有出现，甚至出现企业直接收购产地农户分散加工的"饮片"进行包装，造成产地加工无序化，饮片质量良莠不齐等问题。

在 2004 年全国中药炮制学术年会上，学者提出了中药产地加工与中药饮片炮制"一体化"，认为中药材的产地加工和中药炮制从早期的萌芽、产生、共同发展，到后来产生分工，各自独立发展，再到将来的一体化，协同发展，符合中药行业发展的规律。产业化和一体化将是中药饮片发展的必然趋势，是将中药材产地加工环节和中药炮制有机结合，以减少工艺重复环节和有效成分损耗，提高饮片质量，加强中药饮片生产过程质量控制，所建立的一体化生产关键技术体系。团队一直围绕中药产地加工一体化的可行性进行探索，旨在通过改变传统的中药材加工模式，从源头保证饮片质量，确保临床使用的安全和疗效。

1. 中药饮片产地加工与炮制一体化简介

1.1 概念提出背景及现状

2015 年国家中医药管理局启动了"30 种中药饮片产地加工与炮制一体化关键技术规范研究"行业专项，通过技术研究与集成创新，有机整合中药材产地加工与炮制生产相关工序，建立形成了具有简化生产环节、便于储存运输、降低成本等优势的产地加工与炮制生产一体化的关键技术、规范和加工设备，提高了中药材产地加工过程的科技水平，促进了中药饮片产业的健康发展。2021年7月5日，国家药品监督管理局发布《关于中药饮片生产企业采购产地加工（趁鲜切制）中药材有关问题》的复函，明确指出：中药饮片生产企业可以采购具备健全质量管理体系的产地加工企业生产的产地趁鲜切制中药材用于中药饮片生产。

1.2 研究成果

国内研究团队和学者结合国家政策和国内外文献，围绕根及根茎类、全草类、果实种子类及皮类的10余种临床常用品种，如地黄、白芍、山药等中药材的一体化加工工艺、饮片质量、饮片药效进行对比研究，发表了相关学术论文，申请了中国发明专利多项。为中药产地加工与炮制一体化提供了示范应用。

2. 中药饮片产地加工与炮制一体化研究成果的教学转化

2.1 教学转化的目的

中药炮制学是中药学专业的核心课程，随着我校中药炮制学学科的不断发展和壮大，学科所承担的各级科研课题日益增多，将最具有中医药特色和自主知识产权的中药炮制技术，通过"科研成果进课堂"举措，推进中药炮制学教学改革，提升中药炮制学课程前沿性，凸显中药学学科创新中药人才传承和培育的重要。

2.2 教学转化的主要方法

（1）科研成果与理论知识相结合，激发学习热情。在理论教学中，将科研成果与对应的知识点相结合。如在讲解中药炮制对药性的影响时，结合教研室项目"基于'培土生金'的蜜炙麻黄止咳作用的药效物质及作用机制研究"的研究方法和成果，给学生讲解炮制对归经的影响，以便学生更深入地理解课堂知识及新的科研技术。激发学生对于"中药炮制学"的学习兴趣。

（2）利用线上学习平台，创新课程的教学方式。在高速发展信息化教学背景下，在学生文献检索、资料搜集、语言表达和勇于创新等方面能力的培养应大力提升，而传统教学模式在此方面存在不足。因此，应在传统的讲授方式基础上，树立"科研与教学双促进"的思想，积极尝试直观教学法、角色扮演法、课堂讲授法和案例教学法等授课方式，探索和利用学习通、大学慕课等线上学习方式，实现"即时互动"的教学模式。

（3）发挥第二课堂作用，形成多元化的教学模式。团队一直重视科研反哺教学，坚持开展第二课堂教学，多次举办暑期科研强化训练活动，开展包括实验室参观、文献检索及利用讲座、论文表格制作、专利申请、SCI论文写作等中药炮制学研究相关的技能培训，鼓励学生参与科研活动。指导大学生参加创新创业项目和比赛，在不断实践中提高了团队的科研反哺教学水平。

（4）典型科研案例融入教学内容，提升科研思维能力。案例介绍是"科研成果进课堂"最切实可行的手段。鉴于我校中药学相关专业三年级学生已具备较完整的专业基础知识和一定的专业知识，可以选择一些综合性案例，着力讲解新思路、新方法、新技术及新应用等，培养学生专业兴趣，树立牢固的专业思维。如在讲解"中药炮制对药物毒性的影响"一节时，引入"蛇床子增效减毒机制研究"项目，介绍从课题资料调研、申请书撰写等流程与注意事项，一方面加深了学生对中药炮制"去毒与存效并重"的理解；另一方面普及了科研课题申报基本知识，为学生了解科研课题、形成完整的科研思路打下基础。

（5）加强课程思政元素有机融合，提高学生职业道德素养。中药质量会直接影响人民群众的用药安全和健康。在课堂教学时，结合产地加工与炮制一体化所得到的中药饮片的质量及药效对比结果，使学生认识质量第一的理念。同时树立法律法规的红线意识。如从中药材的采收加工到饮片炮制生产的整个产业链的各个环节，结合现行法规、传统加工与现代研究成果，根据药材自身特性和应用特点，制定适宜"一体化"分类加工要点，确定工艺过程、技术参数，建立规范的饮片产地加工炮制方法与评价体系。

2.3　教学转化的效果

（1）强化学生科研思维的培养。教师的科研实践活动是一个不断发现问题和解决问题的过程。因此教师将科研思路及经验用于"中药炮制学"的教学，将有利于学生创新思维的培养和实践动手能力的提高。依托开放性实验平台，筛选中药炮制学综合性实验内容；通过专题讲座的答疑解惑，培养学生的科研思维能力。同时，强化对学生实践技能的培养，全面提升实践应用能力。

（2）建立以科研能力提升为导向的实验教学。优化实验内容，把部分验证性实验改为设计性实验。以中药炮制学科为主题，通过优化实验设计方案，实现多学科交叉的中药饮片产地加工及炮制一体化研究。在中药炮制学开课后便由老师给定研究方向，讲明研究目的和意义，要求每位学生根据要求自由选题，确定具体适宜产地加工和炮制一体化的中药品种，查阅文献，完成一份实验设计方案；老师根据该实验设计方案的可行性和创新性进行评分，并选取实验设计方案较优者，作为试验实施方案，进行试验验证；学生撰写总结报告，要求学生对实验过程中出现的影响实验结果的因素进行深入的分析，以科研论文的形式提交实验报告。

（3）教师的科研能力不断提升。"中药炮制学"课程建设团队成员均主持或参与了不同的科研项目，在专业期刊杂志上发表了教改论文，成功申报了"中药炮制学"校级重点课程，取得多项校级教改课题等。

（4）职业道德与思政元素融入的有机结合。"科研成果进课堂"一方面可以更新或完善教学内容，引导学生积极思考，活跃课堂气氛，提高教学效果；另一方面利用科研成果具有先进性、系统性、前瞻性，发挥服务教学、人才培养的功能；也通过教师对科研的执着，激励学生树立良好的职业素养；从中药炮制发展史和现代炮制革新等思政元素，引导学生建立为中医药事业发展的服务意识。

3. 结束语

随着社会发展和科学技术的进步，传统的中药炮制被赋予新的意义，除传统的中药炮制工艺以外，中药产地加工与炮制一体化引入传统教学中，有利于学生掌握新技术；将其融入课堂教学过程中，实行"科研成果进课堂"，优化了学生的专业知识结构，拓宽了知识面，培养了创新能力，大大提高了中药炮制学教学质量。

◆ 参考文献 ◆

[1] 杨俊杰，张振凌. 中药材产地加工与中药饮片炮制一体化的探讨 [C]. 南昌：中华中医药学会，2004.
[2] 杨俊杰，李林，季德，等. 中药材产地加工与炮制一体化的历史沿革与现代研究探讨 [J]. 中草药，2016，47（15）：2751-2757.
[3] 贺香红，曹鑫，关明云，等. "科研成果进课堂"驱动创设特色专业选修课程 [J]. 广州化工，2016，44（14）：231-232.

β受体阻滞剂研究成果在教学中的实践

慢性心功能不全，也称慢性心力衰竭或充血性心力衰竭（CHF），是由于心肌梗死、心肌病、血流动力学负荷过重、炎症等多种原因引起的心肌损伤，造成心肌结构和功能的变化，最后导致心室泵血或充盈功能低下，心排血量不能满足机体代谢的需要，组织、器官血液灌注不足，同时出现肺循环和/或体循环瘀血，是各种心脏病发展到严重阶段的临床综合征。其特点是左室肥厚或扩张，导致神经内分泌失常、循环功能异常，出现的典型临床症状有：呼吸困难、体液潴留、乏力等。根据 2019 年中国心力衰竭蓝皮书报告，推算我国心力衰竭患者高达 650 万～875 万，其中 70 岁以上人群患病率超过 10%，且 CHF 患者 5 年死亡率达 50%，重度 CHF 患者 1 年死亡率即可达 50%。

治疗 CHF 的措施主要是围绕心肌重构的机制，延缓和防止心肌重构的发展，降低 CHF 的住院率和死亡率，同时也要考虑提高患者的生活质量。目前主要治疗方案分为一般治疗和药物治疗两个方面，其中常用药物有利尿药、肾素-血管紧张素-醛固酮系统（RAAS）抑制剂、正性肌力药、β受体阻滞剂、硝酸酯类药物、抗凝药等。其中β受体阻滞剂曾被认为是 CHF 患者的禁用药，但多年来的临床实践和实验室研究发现，β受体阻滞剂可显著降低 CHF 的死亡率，此类药品也逐步成为 CHF 药物治疗方案的关键成员之一。

1. β受体阻滞剂研究简介

1.1 研究领域

近年来通过对 CHF 疾病的深入研究，认识到心脏损伤的慢性进展是由交感神经系统的代偿性刺激引起的。应用β受体阻滞剂可通过抑制交感神经活性，增加轻、中度 CHF 患者的左心室射血分数，改善心功能，减少病死率，提高患者生存质量。目前，β受体阻滞剂已成为治疗 CHF 的一线药物，也是 CHF 治疗指南推荐的治疗药物。

1.2 研究成果

研究结果表明，过度的交感神经激活，能导致 $β_1$ 肾上腺素受体水平下调和胞内信号转导途径的解耦联。肾上腺素能神经的慢性激活增多，会通过改变心肌细胞内的钙流动，影响机体的兴奋耦联机制，加速细胞凋亡；同时交感神经的过度兴奋能够导致自发的心肌障碍，即由于异常的心率变化导致室性心律失常。上述情况基本上都是由于 $β_1$ 受体信号肽途径传导所致，而 β 受体阻滞剂能够通过阻断 $β_1$ 受体而发挥对心肌的保护作用。因此，在 CHF 的治疗上，β 受体阻滞剂的作用基础就是限制交感神经的过度兴奋，改善患者心室重塑和心功能，主要体现在以下三个方面：①在病理生理学方面，降低 CHF 患者交感神经过度兴奋和心率过快，改善心肌缺血，维持心脏的正常功能；②抑制肾上腺素能神经的激活，改变心肌细胞内的钙流动，维持机体的兴奋耦联机制，减轻心肌细胞损伤，阻止心室重塑；③升高室颤阈值，减少室性心律失常的发生。

英国 NICE 慢性心衰治疗指南建议，β 受体阻滞剂开始时剂量宜低，随后再逐渐增加至目标剂量。剂量至少每两周增加一倍，直到达到最适剂量。这样可以减少或缓解与治疗有关的不良反应发生。β 受体阻滞剂不宜应用于收缩功能障碍的急性左心功能衰竭、心动过缓（心率：60 次/分）、起搏器无效的进展性心脏传导阻滞及哮喘患者。β 受体阻滞剂多与血管紧张素转化酶抑制剂（ACEI）等其他抗 CHF 药物联合应用。如治疗 CHF 的"金三角"由 ACEI/血管紧张素 Ⅱ 受体拮抗剂（ARB）＋β 受体阻滞剂＋醛固酮受体拮抗剂（MRA）组成。经过 ACEI/ARB 和 β 受体阻滞剂这一"黄金搭档"治疗后，患者左室射血分数（LVEF）降低小于40%，则加用螺内酯。

2. β 受体阻滞剂治疗慢性心功能不全研究成果的教学转化

2.1 教学转化的目的

在课程教学过程中，引入本研究成果，使教学达到如下主要目的。

（1）达到药理学课程的能力培养要求，提高学生的医学知识水平，使学生更加深刻地认识到掌握基础医学知识的重要性，为学生今后学习临床医学课程打好基础。

（2）培养学生辩证分析能力和质疑能力，通过对疾病发生机制和药物治疗作用的分析，使学生充分理解理论知识并灵活运用，在将来面对复杂病例时能发现其病症本质，并提出解决方案。

2.2　教学转化的主要方法

（1）课前准备，充分发挥学生自主学习能力。尚未学习过内科学的学生，对 CHF 的病变没有基本的概念。通过自主查阅相关文献，了解 CHF 的发生机制及疾病进程，有助于理解各种药物在治疗 CHF 时的作用机制。

（2）课题引入，重视传授学生科学的思维方法。在课堂上，通过回顾生理学、病理学、解剖学中有关循环系统的理论知识，结合影像资料，讲解 CHF 患者的病理学改变，及机体针对该病变而产生的适应性调整，并对 CHF 治疗目标和当前的治疗手段进行简要的概述。在此过程中，引导学生总结疾病的病理和生理学改变，并对药物治疗 CHF 的机制进行讲解。

（3）教学过程，重视发挥学生的参与主动性。学生是学习的主体，在课程教学中，要特别重视学生的自觉主动参与，把学生的主动性调动起来。除常用的讲授方式外，还可引入分组讨论、案例分析等多元化的教学方法，利用中国大学 MOOC、学银在线等线上教学方式，实现即时的互动教学。在讨论中，引导学生发表和交流各自的意见，锻炼学生的主动参与意识和团队协作意识。

（4）课程考核，重视培养学生的综合素质。本课程采用分组考核的方式，每 5～6 名同学组成一个团队，抽取一个案例进行考核。通过文献调研、小组讨论和报告答辩三个步骤，鼓励学生从临床用药角度进行较系统思考和研究，锻炼学生发现和解决问题的能力，提高学生表达能力和团队合作能力。

2.3　教学转化的效果

将 β 受体阻滞剂治疗 CHF 的研究成果向本科教学资源进行转化，使学生了解"药理学"前沿的理论和最新的治疗方案，将不同时期的治疗方法和治疗药物放在一起进行比较和点评，使学生体验到理论与实践间相互促进的关系，树立终身学习的意识，时刻关注治疗指南的变化，及时更新理论知识。学生在查阅文献和课堂讨论的过程中，综合素质得到了较为全面的锻炼，个人的职业能力和团队的协作能力均得到了提高，为今后进入临床实践环节打下了基础。

3. 结束语

随着对病理机制深入研究和药品研发技术的发展，CHF 的治疗方案也在不断优化。本案例从团队对 β 受体阻滞剂和 CHF 发生机制的研究成果进行资源整合，并转化为教学资源，丰富课程授课内容，强化了科研对教学的指导，有效地提高了学生对知识的理解。同时通过 CHF 治疗方案的演变过程，让学生直观地感受到理论与临床应用间相互促进的关系，也促进学生的积极思考。

◆ 参考文献 ◆

［1］ 刘相星，杨春强，朱兴雷．β受体阻断剂治疗慢性心功能不全研究进展［J］．山东医药，2002，42
（9）：58-59.

［2］ Graham Archard. β受体阻断剂对慢性心衰患者的额外益处及其实用价值［J］．世界核心医学期刊文摘（心脏病学分册），2006（2）：8-10.

［3］ 刘伟，郑敏，秦达念．β受体阻断剂在慢性心衰中作用的基础机制［J］．医学综述，2011，17（10）：1516-1518.

［4］ 张天一，白雪茜．充血性心力衰竭治疗药物的研究进展［J］．吉林医药学院学报，2013（5）：380-382.

［5］ 姜亚飞．金三角规范治疗慢性心功能不全的60例临床观察［J］．临床医药文献电子杂志，2019，6（98）：67-68.

［6］ 方爱国，许翠英．家庭医生签约对社区高血压合并慢性心功能不全患者的影响［J］．社区医学杂志，2018，16（9）：16-18.

降血糖新药利拉鲁肽研究成果在教学中的实践

　　糖尿病是由遗传因素、环境因素等各种致病因子作用于机体，导致胰岛素分泌缺陷或其生物作用受损，或两者兼有所引起的以慢性血葡萄糖（血糖）水平升高为特征的代谢紊乱综合征。糖尿病的治疗是一个综合治疗模式，包括饮食控制、运动疗法、血糖监测、药物治疗以及健康教育等。提倡在饮食控制、适当体育锻炼的基础上，根据病情选用药物治疗。治疗糖尿病的药物主要有胰岛素、口服降糖药及其他降血糖药，如胰高血糖素样肽-1（GLP-1）受体激动药利拉鲁肽是治疗糖尿病的新药物。

　　利拉鲁肽是一种人工合成的 GLP-1 类似物，于 2009 年正式上市，应用于 2 型糖尿病的治疗。利拉鲁肽通过基因重组技术在 GLP-1 的第 26 位添加一个 16 碳棕榈酰脂肪酸侧链，并用精氨酸取代 GLP-1 上的赖氨酸第 34 位而形成的；这些结构修饰增加聚集，促进非共价白蛋白的结合，从而抑制二肽基肽酶-4（DPP-4）的降解。近年来，随着对利拉鲁肽的深入研究，发现除治疗 2 型糖尿病外，其在控制肥胖症患者体重、心血管系统疾病和神经系统疾病中均发挥有益作用，其药理作用和临床应用在不断扩展。因此，团队将利拉鲁肽机制研究成果引入"药理学"降糖药的章节中，可为学生打开疾病治疗的新视野。

1. 降血糖新药利拉鲁肽简介

1.1 研究领域

　　利拉鲁肽是胰高糖样肽-1 类似物，能够促进环磷酸腺苷的增加，激活蛋白激酶，促进胰岛 B 细胞数量的增加，恢复胰岛功能，从而促进血糖水平的降低。同时可延长胃排空时间，抑制患者的食欲，因此能够对肥胖型 2 型糖尿病患者的血糖及整体状态进行有效控制。利拉鲁肽可与二甲双胍或者胰岛素联合应用，一方面能促进患者血糖水平的降低，改善患者的胰岛功能，另一方面还能促进患者体重减轻。

1.2 研究成果

临床常规降糖药物多为口服制剂，主要通过提高胰岛素敏感性或加快胰岛素分泌等途径降低血糖，但该类药物难以阻止胰岛细胞功能衰竭，导致多数患者出现口服降糖药物效果降低，最终替换为胰岛素注射。如何增强胰岛细胞功能，延缓病情进展，一直是临床研究关注的热点。利拉鲁肽作为 GLP-1 受体激动药类降糖药物，皮下注射给药。以葡萄糖浓度依赖性的方式增强胰岛素分泌、抑制胰高血糖素分泌、延缓胃排空，通过中枢性的食欲抑制来减少进食量，具有减轻体重的作用，也是美国 FDA 批准的为数不多的减肥类药品之一。与传统降糖药相比，利拉鲁肽引起低血糖危险性大大降低，且可促进胰岛 B 细胞的再生和修复。此类药物适用于单用二甲双胍或磺酰脲类药控制不佳的 2 型糖尿病患者，也可与二甲双胍或磺酰脲类药联合应用。

2. 降血糖新药利拉鲁肽的教学转化

2.1 教学转化的目的

糖尿病已成为全世界发病率和死亡率最高的疾病之一，胰岛素及其他降血糖药在糖尿病的治疗中起到了关键作用。在讲述本部分药理知识内容时，首先介绍糖尿病的国内外研究概况，以及利拉鲁肽的发现过程和作用机制、研究进展，激发学生对胰岛素及其他降血糖药的学习兴趣。本内容涉及相关糖尿病病因和发病机制，胰岛素的药理作用与机制，各类降血糖药（如利拉鲁肽等）的药理作用及机制与临床应用等，在讲授复杂的作用机制时，采用中国大学 MOOC、学习通及公众号等线上教学资源，帮助学生理解胰岛素及其他降血糖药等重点知识，并应用于实际生活和药学临床实践中。

2.2 教学转化的主要方法

在课前进行相关知识点导入中，为学生逐一列出本内容的学习重点以及学习目标，帮助学生带着问题去学习，在思考中求得答案。首先为学生讲解糖尿病的国内外发病情况，明确对糖尿病的深入研究已刻不容缓，要求掌握各型糖尿病的特点，胰岛素、口服降糖药及其他降血糖药，例如 GLP-1 受体激动药等的药理作用、临床应用和不良反应的基本研究方法和思路。

在胰岛素的基础上为学生讲解口服降血糖药，目前常用药包括磺酰脲类、双胍类、胰岛素增敏剂、葡萄糖苷酶抑制剂等。在讲解中，重点介绍磺酰脲类代表药物，为学生总结归纳药理作用及机制，主要包括降血糖作用、对水排泄的影响、对凝血功能的影响。尤其是在讲授胰高血糖素样肽-1 为作用靶点的降血糖药时，引出利拉鲁肽的作用机制研究成果。鼓励学生自己课前收集资料，查找利拉鲁肽国内外最新研究进展，以小组的方式、课件演示的形式汇总，在课堂上培养学生自主学习查找资料的动手操作能力，也可锻炼学生对于已掌握知识点的表达能力。

2.3　教学转化的效果

在讲授本知识内容的过程中适当加入学生参与、教学师生共同学习的活动，取得了良好的效果。教师将系统的知识内容进行归纳分解，分配给不同的学习小组，提前 1 周布置好自学内容，培养学生自主学习的能力，锻炼学生的表达能力。以"糖尿病"为主题，让每组学生设计情景小剧，为在课中进行角色扮演做准备。课堂上，利用学习通"摇一摇"的功能，随机选取一组学生进行角色扮演，角色扮演的任务已于课前布置，一个人饰糖尿病患者、一个人饰药师、一个人负责旁白，将本节课的知识要点以一问一答的形式贯穿于对角色的演绎中，并要求在角色扮演过程中体现对糖尿病患者的尊重、理解和关爱。

对课前任务"设计情景小剧"进行检测，这种寓教于乐的考核方式可以活跃课堂气氛，学生表现出较大的热情，起到了较好的教学效果。在课下，利用超星学习通、公众号等形式，做到多样化学习，寓教于乐，提升学生的学习兴趣，并邀请学生参与制作教学影像资料，通过多种方式的学习来帮助学生掌握相关药理学知识内容。

3. 结束语

目前治疗糖尿病的药物主要有胰岛素、口服降糖药及其他降血糖药，如 GLP-1 受体激动药利拉鲁肽等。充分认识各种类型治疗糖尿病的药物的机制及适应范围，有针对性地选择降糖药物。通过对利拉鲁肽研究成果的提炼，丰富了降血糖药物教学内容，以及采用线上线下混合式教学，运用案例分析、角色扮演等教学方法，讲清楚 GLP-1 受体激动药的作用机制，为学生学习其他降血糖药物的作用机制奠定基础。

◆ **参考文献** ◆

[1]　唐纯.规范化护理管理对糖尿病患者血糖水平的控制作用探讨［J］.中国标准化，2021（14）：140-141.

[2]　陈彦平.甘精胰岛素对糖尿病的治疗作用及其机制的研究［J］.临床医药文献电子杂志，2017，4（50）：9819-9820.

[3]　孙晓方，王越，赵文娟，等.利拉鲁肽对肥胖 2 型糖尿病患者胰高血糖素分泌功能的影响［J］.中华

内科杂志，2019，58（01）：33-38.

[4] 赖晓阳，沈云峰，杨雅，等．评价利拉鲁肽联合二甲双胍治疗伴超重/肥胖的新诊断 2 型糖尿病的临床疗效 [J]．江西医药，2020，55（02）：95-97.

[5] 王婧．利拉鲁肽与二甲双胍联合治疗肥胖 2 型糖尿病的效果及对胰岛 β 细胞功能的影响 [J]．糖尿病新世界，2020，23（17）：69-71.

[6] 张彤．利拉鲁肽联合胰岛素治疗新诊断肥胖 2 型糖尿病的临床疗效及安全性 [J]．医学信息，2022，35（05）：159-161.

药用植物叶绿体基因组研究成果在教学中的实践

叶绿体是植物一种半自主细胞器，一般认为叶绿体是由蓝细菌通过内共生起源的，它是一种质体，其主要功能是进行光合作用，还参与脂肪酸、氨基酸、激素、维生素、核苷酸和次生代谢产物的生物合成。叶绿体广泛存在于各种植物体中，具有一套自身的遗传信息，称为叶绿体基因组。在裸子植物中，它一般为父系遗传，而在被子植物中以母系遗传为主，约在 20% 的被子植物中可能为双亲遗传或父系遗传。研究药用植物叶绿体基因结构及其功能，对深入了解光合作用机制、探索叶绿体功能与其适应性和植物化学特征之间的关系，对提高光合作用效率的良种培育工作具有重要意义和价值。

1986 年，烟草和地钱的叶绿体全基因组序列首次被报道，开创了叶绿体基因组测序的先河，并揭示了叶绿体基因组的结构特征。随着分子生物学的发展，尤其是大规模测序技术的不断发展，叶绿体基因组的研究得到极大的推动。目前，一些重要的药用植物如人参、红豆杉、厚朴、肉苁蓉等多种药用植物叶绿体全基因组被测序。使用叶绿体基因作为 DNA 条形码鉴定序列已得到公认，如 *psbA-trnH*、*rbcL*、*matK* 等片段已普遍用于药用植物 DNA 分子鉴定中。例如通过对五加科不同物种的叶绿体全基因组序列进行分析，初步解决了存在一定争议的 *Asian Palmate* group 和 *Aralia-Panax* group 的系统关系。叶绿体基因组的研究还可应用于药用植物的遗传转化、分子育种等叶绿体基因工程方面，为重要药用植物的资源保护提供基础资料。

1. 药用植物叶绿体基因组简介

1.1　研究领域

植物叶绿体基因组测序研究主要以植物叶片为研究对象，提取其全基因组 DNA 进行高通量测序，寻找该物种的近缘物种的叶绿体基因组序列作为参考序列，并与测序的结果进行比对，找出属于叶绿体的 reads，最后进行组装。叶绿体基因组的成功组装对于研究物种起源、进化和演化有很大的推动作用，并且对于物种之间的亲缘关系的研究也有很重要的意义。

1.2 研究成果

植物叶绿体基因组测序研究的关键是测序样品 DNA 的提取。一般情况下，直接提取植物样品总 DNA，利用基因组保守序列设计引物进行 PCR，获得叶绿体基因组全序列。当采用高通量测序技术同时对多个物种的叶绿体基因组进行测序时，对叶绿体 DNA 浓度和纯度要求较高，应尽量保证无核基因组 DNA 和线粒体 DNA 污染。另外，如无同科同属物种的叶绿体基因组信息，很难找到保守区段的序列设计 PCR 引物时，应首先分离叶绿体细胞器，再提取叶绿体 DNA。

2. 叶绿体基因组测序研究成果的教学转化实践

2.1 教学转化的目的

通过本实验教学，达到如下主要目的。

（1）将叶绿体基因组测序研究成果转化为药用植物学和分子生药学教学实践，教师将自己积累的科研经验、科研方法引入教学中，把在科研工作中所获得的新信息补充到课堂中，有助于学生深入理解该技术的研究方法和应用价值。达到对教学课程实践能力的培养要求，开阔眼界、掌握更多的前沿知识，拓展教学内容的深度和广度。

（2）在科研成果转化为教学的基础上，将教学与科研有机结合，实现资源共享。有助于培养学生科研思维能力，调动学生实验积极性、主动性和创造性。通过引导学生参与分子生药学课程研究的方案讨论、设计和实施，提高学生学习的主动性和积极性，丰富知识体系，要求学生综合运用所学知识分析解决问题，训练学生的科学思维、独立思考、创新意识等方面的能力，为今后从事中药学研究提供实践机会。

2.2 教学转化的主要方法

把叶绿体基因组测序研究成果转化为课程教学资源时，要保证教学内容的前瞻性。随着科技的发展，现代分子生物学技术的发展也非常迅速。在讲授"分子生药学"课程关于生药学的分子鉴定研究时，将课程内相关内容与本研究成果结合，利用前沿性内容开展教学活动，帮助学生理解中药材鉴定与基因组序列分析技术的结合，思考如何能够更快速准确地划分药用植物遗传背景差异和亲缘关系，构建基于叶绿体基因组基因序列分析的重要药用植物系统发育树。

在教学过程中，以学生为主体，明确知识点与预期学生的能力对应关系，发挥学生的参与主动性。在课程教学中，将内容作为载体，对研究的技术及方法进行适当的讲解。而很多科学研究方法的学习是通过文献资料的查找和阅读来实现的，因此，可以引导学生对相关文献进行有效阅读，从而对一些科学研究成果加以了解，让学生领会教学中的科研问题，主动形成学生独有的网状科学思维和素养。在教学的同时对学生进行创新专业训练，培养学生的科学素养。

2.3　教学转化的意义

在将叶绿体基因组测序研究成果向本科教学资源转化的实施过程中，将复杂的科研成果的核心内容转化成学生简单易懂的教学内容，从而将教学与科研有机结合，教师将自己在科研工作中积累的科研经验和方法补充到课堂教学中。学生在科研实验的支持下开阔眼界，学习新技术、新方法和新内容，掌握前沿知识。一些兴趣浓厚的学生积极参与科研项目，也为科研项目的顺利实施添砖加瓦。

通常科研项目以问题为导向，包括发现问题、调研现状、设计技术路线、论证可行性、解决问题等诸多环节。这与传统教育中的思维方式存在很大的不同，首先就体现在需要学生自主发现问题这一点。多数学生还不习惯提出问题，更不用说解决问题。对于这种局面，在课堂上多采用教师引导，学生补充的方式。将科研成果转化为教学内容，注重学生思维训练和创新能力的培养，使更多具有前瞻性的内容进入课堂，这些知识不仅可以激发学生对专业知识的学习热情，而且有助于开阔学生视野，活跃思维，同时也稳定了学生的专业思想。因此，在提高教学水平的基础上也进一步激发和提升了学生参加科研和进行业余科研活动的积极性。

3. 结束语

科研与教学是对立的统一体，二者相辅相成，相互促进。在授课过程中讲授叶绿体基因组测序相关研究，能够有效提高学生对基础理论的理解和掌握。且通过科研成果的教学转化实践，激发学生的学习兴趣，有效地培养和提高本科生的科研能力。

◆ 参考文献 ◆

［1］　Birky CW Jr. Uniparental inheritance of mitochondrial and chloroplast genes: mechanisms and e-volution. ［J］. Proceedings of the National Academy of Sciences of the United States of America, 1995, 92（25）: 11331-11338.

［2］　Mcfadden GI. Primary and secondary endosymbiosis and the origin of plastids ［J］. Journal of Phycology, 2001, 37（6）: 951-959.

［3］ 陈士林，姚辉，宋经元，等．基于 DNA barcoding（条形码）技术的中药材鉴定［J］．世界科学技术-
中医药现代化，2007，9（3）：7-12.

［4］ Rong Li, Pengfei Ma, Jun Wen, et al. Complete Sequencing of Five Araliaceae Chloroplast Ge-
nomes and the Phylogenetic Implications. Plos One［J］. 2013, 8（10）: e78568.

［5］ 倪梁红，赵志礼，米玛．药用植物叶绿体基因组研究进展［J］．中药材，2015（9）：5.

［6］ 张闻婷，焦萌，王继华．药用植物基因组学研究进展［J］．广东农业科学，2021，48（12）：13.

药物体内外相关性评价成果在教学中的实践

药物体内外相关性评价是通过建立数学模型预测药物在体内的行为，指导优化处方设计，确立更具代表性的溶出实验规则，合理调整制剂工艺，减少生物有害性的研究方法。而在中药制剂学研究药物动力学是基于中药中单个或少数几个有效成分进行的药代动力学研究。其原理是利用药物在血尿或其他体液、组织中的浓度与其药理效应大体呈平行关系，测定给药后体内的血药浓度，建立药动学模型，计算药动学参数了解药物在体内的变化规律，但是该方法不能评价复方制剂中多种成分的共同作用效应，因而该方法有效性局限性很大。另一种方法是对实验个体进行药物累积的方法研究，求得实验动物的 LD_{50}，在不断给药的过程中记录致死率和剂量的变化以计算药动学参数。除上述两种方法外，还有药理等效法、血清药理学研究和基于权重的多效应成分分类整合药物动力学研究等方法。本成果通过讨论药物体内外相关性评价的目的和任务拓展教学思路，以理论和实践结合的方法梳理在教学研究中的应用手段。

1. 药物体内外相关性评价的简介

1.1　研究领域

药物体内外相关性评价是定量研究药物在生物体内吸收、分布、代谢和排泄的过程，并运用数学原理和方法阐明药物在体内的动态规律的学科。基于以上学术目的，药物动力学主要任务有对新药和创新药物进行合理判断。以往药物的研究至少有半数是在药物动力学研究的过程中被淘汰的，淘汰原因包括：药物吸收性差、半衰期短导致的持续时间不足、安全窗太窄等，可见药物动力学在药物的筛选中起着重要作用。因此，通过研究药物在人体内的作用情况，调整药物的给药剂量、给药方案以达到准确给药的目的。

1.2　研究成果

药物体内外相关性评价（IVIVC）是建立数学模型描述药物在体内外性质关系

的函数。药物的疗效取决于有效部位的血药浓度和作用时间等因素,单纯依靠体外实验获得的数据不足以描述药物在体内的分布情况和作用效果,因此,通过分析不同药物的性质建立合适的体外环境和 IVIVC 模型,在选择合适的 IVIVC 模型后需对模型的准确性和相关性进行验证,主要分为内部验证和外部验证两个方面,内部验证模型对 IVIVC 模型预测准确性进行验证以保证预测误差的水平;外部验证是利用建立的 IVIVC 模型预测生物利用度,求得药物的体内的药物动力学参数,以保证药物的作用。研究中药药物动力学的主要思路是对药物的耐受、吸收、消除等情况进行研究取得动力学参数,根据动力学参数提出相对应的临床试验方法;无论中药或是化学药物的药物动力学的研究目的都是获得药物的有效性和安全性评价,确定更合理有效安全的用药方法。

2. 药物体内外相关性评价研究的教学转化

2.1 教学目标

结合药物动力学和生物药剂学知识培养学生理论结合实践的能力,使学生掌握药物在体内外相关性评价的方法;在理论知识层面能掌握药物在体内吸收、分布、代谢和排泄的过程,能计算出药物体内外相关性参数,分析剂型因素和生物因素对药物体内行为的影响,最终能在新药开发或临床实践中应用,以及根据问题拓展自己的思路并解决问题的能力。

2.2 教学转化的主要方法

(1) 从基础理论入手,丰富实验教学内容。研究药物体内外相关性最重要的不是基础理论知识的学习,而是理论与实践的结合;传统教学模式难以全面理解相关的理论知识,尤其是药物体内外相关性评价属于药物动力学和生物药剂学与其他学科相互交叉的知识点,且本部分知识点属于实践性较强的内容,因此需要运用线上线下教学方式,结合 PBL、对分课堂等教学方式,合理规划教学内容,缩短无效知识传输时间,给予学生更多的自主学习时间,促进学生形成相应知识体系;以及在日常实践教学中加强实验时间,增加综合实验、设计实验和临床试验等,使学生在实验中不仅能掌握药动模型,也能提高动手能力,课下也可以布置作业让学生了解相应的知识以激发学习兴趣。

(2) 利用信息化平台,拓展实验教学思路。利用大学慕课、学银在线等线上教学平台,提高学生对相关知识点或科学前沿知识的掌握情况;针对实验操作提出问题,让学生带着问题去学习和思考。发挥现代信息技术手段,根据课程需要引入不同院校的课程资源,充实教学内容,形成教学-科研互补新形式;同样引导学生利用网络资源多学习，避免偏信偏听的教学缺陷。

（3）发挥学生主动性，提高实验教学效率。为了培养学生的自主学习能力，能使理论进一步结合实践，在教学中也要紧密结合科学研究，对发现的问题，以小组形式进行讨论，鼓励学生给出自己的解决方案，并引导学生继续利用各种信息手段查阅资料，丰富自己方案，进而构建知识体系框架；还可以根据学生的需求，开置一定的开放实验，锻炼自主操作和设计实验的能力等。

（4）挖掘课程思政元素，整合实验教学内涵。教育部印发了《高等学校课程思政建设指导纲要》，明确指出了推进课程思政建设的重要意义、目标要求和内容重点等。在培养学生思政能力上首先应该在教学目标上进行引导，摒弃传统的教育模式，教师应引导学生自主完成学习任务。在思政教育上教师应当首先提升自己的思政教育能力，同时将思政目标转化到教学中去，引领学生深刻挖掘课程中的思政元素，如生物药剂学和药物动力学的教学中讲述当前新科研的意义和目标，让学生对科研有正确的认识和目标等。

3. 结束语

药物的体内外评价是药物研发的重要步骤和手段，医学作为实践科学最终是要为临床服务的。因此本研究旨在探索出一套适合学生自我构建的完备的知识体系或框架，以便将所学的知识更加合理地运用到具体实践工作中，但实际的执行还需学生和教师的共同努力。

◆ **参考文献** ◆

［1］ 陶瑛，陈蓉，张琳，等．药物制剂体内外相关性的评价方法［J］．医药前沿，2012（25）：153-154.

［2］ 蒋学华，贾运涛，袁媛，等．关于缓释、控释制剂体内外相关性试验的讨论［J］．中国医药导刊，2003，5（2）：150-151.

［3］ 徐凌云，何利琼，师少军，等．生物药剂学与药物动力学创新课堂建设［J］．药学教育，2022，38（02）：57-61.

［4］ 靳美娜，周慧，段宏泉，等．慕课辅助教学模式在天然药物化学实验教学改革的运用［J］．药学教育，2019，35（02）：61-64.

［5］ 杨婷婷，鲁茜，周雪妍，等．生物药剂学与药物动力学实验教学改革探索［J］．基础医学教育，2021，23（02）：101-104.

中药药渣循环利用与创新成果在教学中的实践

　　中草药有着跨越 2000 多年的悠久历史，在中国乃至东南亚国家被广泛用于疾病的预防和治疗。随着中草药的普及和制药业的不断发展，中国每年都会产生大量的中药药渣。中药药渣主要来源于中成药和活性药物成分的生产、中药材的加工、含有中草药的轻化工产品的生产以及中医医院、药店和家庭的中草药煎煮，中成药生产产生的中药药渣量最大，约占中药药渣总量的 70％，统计数据显示，中国的中药药渣年排放量已达到 6000 万吨。传统处理方法包括焚烧、堆放和掩埋等。然而，这些方法不仅影响生态环境，而且也会造成中药药渣的巨大浪费。

　　中草药主要由植物、动物和一些矿物质组成，其中植物占 87％以上。植物中药药渣的主要成分是纤维素、半纤维素、木质素、脂肪、蛋白质和多糖等。曾经研究发现板蓝根药渣中含有 1.10％的蛋白质、0.02％的磷、2.34％的淀粉、1.3％的还原糖、25.72％的粗纤维、82.75％的总有机质和 49.61％的总有机碳。藿香正气液制备后的残渣中含有粗纤维（23.93％）、粗脂肪（1.36％）、粗蛋白（4.85％）、粗多糖（8.08％），以及各种微量元素，如钙、磷和铁等。中药药渣可能含有尚未提取的活性成分，如从三七残渣中提取、分离和纯化了另一种有效成分，即丹西酚，其含量为 0.72％。对淫羊藿残渣中黄酮类化合物进行了研究和定量分析，发现这些黄酮类化合物占药材总含量的 40％。因此，药渣中残留的生物活性成分也具有一定的开发价值。本研究以半夏的根腐病防治为切入点，研究如何高效利用药渣进行防控，并筛选最佳药渣比例。

1. 中药药渣循环利用与创新简介

1.1　研究领域

　　半夏为天南星科多年生草本植物，又名麻芋果、三步跳等。入药部位为半夏 *Pinellia ternata*（Thunb.）Breit. 的干燥块茎。用于湿痰寒痰，咳喘痰多，呕吐反胃，胸脘痞闷，梅核气，是防治病毒性肺炎的重要中药材。

中药药渣有机肥可以改善土壤的理化性质，促进不同类型药用植物的生长，但中药药渣有机肥所含成分复杂，与其他肥料相比不具备一定的精准度，可能会出现土壤养分比例不平衡等问题。因此，中药药渣配合辅料制备绿色肥料成为趋势，如药渣配施化肥能够提高土壤微生物活性，促进养分循环和根系生长，提升抗旱能力，能够缓解有机肥营养元素不全面和连作障碍问题。但是化肥中氮、磷、钾等大量元素较多，对于药用植物生长而言，微量元素和根际土壤微生物发挥的作用往往更重要。因此，药渣配施有机肥成为主要方式。

1.2　研究特色

本研究围绕半夏的根腐病防治，选择多种中药药渣进行防控探索，并筛选最佳药渣比例。共设置 4 种处理方式：①半夏连作土壤处理，CK；②20％中药药渣＋80％连作土壤处理（体积比），CR；③10％中药药渣＋10％蚓粪＋80％连作土壤处理，CV；④20％蚓粪＋80％连作土壤处理，CV。每个处理选用 4 盆进行盆栽。将药渣和蚓粪与土壤混匀装入盆中，选择大小一致、无病菌的半夏种球，每盆播 1 粒（约 5cm 深），全部置于相同半荫的环境条件下培养。定期浇水并进行适时摘蕾。对半夏株高、叶长、叶宽、茎粗、叶绿素、氮含量、叶片湿度和叶面温度间隔不同时间段进行测量，同时整理统计数据，最终得出不同中药药渣蚓粪配比种植下的半夏生长结果，确定了土壤中施用一定比例的中药药渣蚓粪对半夏的生长具有促进作用。

2. 中药药渣循环利用与创新成果的教学转化

2.1　教学转化的目标

中药药渣富含养分，综合开发利用潜力巨大，将该课题引入课堂，有助于拓宽学生的发散思维，提升学生的创新能力。本课题紧扣中草药栽培与鉴定和中药资源与开发相关专业的培养目标和教学要求，在理论联系实践的同时，调动学生对本专业的学习热情，提高同学们对中草药栽培的实践能力，发挥寓教于乐的作用，可使学生更清晰认识到将来的职业规划。

2.2　教学转化的主要方法

（1）案例促进教学效果提升。运用典型案例将学生带入特定事件的现场进行案例分析，通过学生独立思考或集体协作进一步提高其识别、分析和解决某一具体问题的能力，同时培养正确的理念、作风、沟通能力和协作精神的教学方式。与传统教学方法相比，案例分析在培养学生分析问题和解决实际问题能力方面有着独有的优势。以中药药渣资源开发为话题，介绍成熟的中药药渣开发研究成果。如中药药渣用于生物乙醇燃料的生产、中药药渣废料用于再生纸的生产以及土壤修复和废水处理等。

（2）大创项目与课堂互动相联系。中药药渣相关的知识点应用性强，为加深知识点的理解，鼓励学生以中药药渣为研究方向申请"大学生创新创业训练"项目，本项目通过药渣和蚯粪不同配比方式，制备中药材专用有机肥来缓解人工栽培半夏的生理生态特性。将学生的研究成果在课堂上与同学们分享，并通过构建思维导图的方式进一步提升该研究，不仅对推广中药材功能性专用肥具有重要应用价值，而且对保护生态环境，促进中药资源循环利用具有重大意义。

（3）微课＋翻转式课堂。微课是以视频为主要载体记录教师围绕某个知识点、专题、实验活动作为选题，针对教学中常见的、典型的、有代表性的问题或内容进行简短、完整的"小而精"的教学活动，类型包括讲授类、解题类、答疑类、实验类、活动类等。教师课前发布中药药渣利用的相关微课视频，并设置简单的思考题让同学们分组讨论，正式上课时，请学生代表作总结性陈述发言，或设置辩论性话题，引导学生进行深入思考，最后教师进行凝练总结。

2.3 教学转化效果

中药是中华文化的瑰宝，中医药事业是我国传统优势产业。通过本知识点的学习，能够提高同学们的辩证思维，使同学们深刻认识到中药药渣资源的科学利用是一项复杂而艰巨的任务，世界上没有垃圾，只有放错了地方的资源。正视中药药渣的产生及其资源化利用问题，以中药药渣为原料生产生物有机肥，可提高中药材资源的利用价值。实现中药资源的循环利用，将在改善我国的生态环境，保障国民身体健康，促进可持续发展和循环经济方面发挥重要作用。

传统的理论教学，学生缺乏主动性，增强理论联系实践，教师首先应增强理论的感知性，通过大量与社会密切相关的案例所体现出来的思辨性、创新性、个性化极大地吸引了学生的认知意识，增强了学生的探索精神。在讲授过程中，由于立场、观点种类较多，且多有矛盾、对立，可用幽默、诙谐的方式设问，引发学生注意和思考。

3. 结束语

随着中药产品市场需求量的不断上升，使得中药药渣资源更加丰富。中药药渣的综合利用是一项复杂而艰巨的任务，在我国中药药渣的综合利用还处于理论阶段，仅仅是一个开端，还有大量的工作要做。将中药药渣有机肥用于中药材的生态种植，拓宽了同学们的思维，教师借助多种方式将知识于"润无声"处传授，课堂反响强烈。

◆ **参考文献** ◆

[1] 秦梦，黄璐琦，裴林，等.中药废弃物的开发与利用 [J].中国医药导报，2017, 14（09）：38-41.

[2] 石连成，叶琛，李霄，等.中药生产企业药渣处理方法和综合利用 [J].中国医药指南，2012, 10（14）：385-386.

[3] 谭昱东，王向东，黄健盛，等.中药渣资源化技术研究进展 [J].中成药，2010, 32（5）：847-849.

[4] 吴生文，高红娟，张水华.工业中药渣的膳食纤维含量研究分析 [J].现代食品科技，2008, 24（9）：940-942.

[5] Ji Y Y. Carboxymethyl cellulose was prepared from Radix Glycyrrhizae res [J].idue. Shanxi Chem. Ind., 1997, 40（2）：43-44.

[6] Q Lu, C Li. Comprehensive utilization of Chinese medicine residues for industry and environment protection: Turning waste into treasure [J]. Journal of Cleaner Production, 2021（279）：123856.

[7] Ma X F, Ma H J, Tang Z H, et al. Study on analysis and utilization of the residual components in Chinese medicine residues. [J].Northeast Normal University, 2004, 36（2）：108-111.

下篇　教育教学成果篇

课程思政融入科技前沿在"土壤肥料学"课程中的探索与实践

课程思政指以构建全员、全课程育人格局的形式，把"立德树人"作为根本任务的一种综合教育理念。课程思政本质上是一种课程观，是将高校思想政治教育融入到课堂教学和改革的各个方面，是新时代大学生人生观、世界观、价值观形成的非常重要的教育手段，实现立德树人润物无声，中医药学科涵盖自然科学和人文文化，富含中医药知识和中医药文化。"课程思政"最明显的特点即为它的融合性，专业课可以通过践行课程思政的理念，打破单一的知识传授体系所带来的视阈局限，为实现学科可持续发展培养优秀的后备军，增强学生的专业认同感。将科研成果、前沿热点问题等引入高校专业课程教学的问题，仍然是人才培养的关键环节，是高校课堂教学与科学研究相结合的主要形式之一，是体现高校办学优势和特色的重要手段，关系到高校能否充分利用科研资源，提高人才培养质量和办学水平。

土壤环境是中药材质量形成的基础，是道地药材形成的关键。土壤肥力是中药材产量高低、品质优劣的重要保障。由于受传统教育理念的影响，医学类院校没有与土壤学课程关联的知识基础，甚至与之相关学科也没有开设，造成知识结构断裂，制约着学生知识框架的形成；另外本专业大部分学生多为调剂考生，认为土壤学为农学专业，存在抵触心理，学习热情不高。多数院校教师以讲授与演示为主，在教学与实验内容上，缺乏综合性、设计性和创新性实验，尤其是土壤肥料学理论课程与中医药发展最新科研成果结合的案例讲解与引入，更是少之又少。

课程思政融入科技热点贯穿土壤肥料学，充分挖掘新时代中国特色社会主义优秀科学家"爱国、创新、求实、奉献、协同、育人"的精神具有重要作用。解读国家时政方针，培养学生跨学科视野，树立可持续的中医药发展观，正确认识土壤对药用植物栽培的重要性，增强学生历史使命感和责任感，真正实现中医药守正创新。

1. 课程思政融入科技前沿的典型案例

1.1 土壤污染防治与中药材质量

土壤是保障人类生存繁衍的重要条件之一，与人民群众健康和生命安全紧密相关。土壤环境污染如农药残留和重金属超标是制约中药材安全的重要因素。中国中医科学院中药研究所陈士林团队从503个产区收集了共1771批次种植类中药材，对136种农残进行检测发现59%的样本农残超过欧盟标准，根茎中农残检测率最高（49%），35种禁用的剧毒农药的检出率为43%，由此可见中药材人工栽培面临的土壤污染问题不容忽视。党和国家提出实施《土壤污染防治行动计划》，有序开展修复治理，坚持"天人合一、道法自然"。当前，利用绿色植物及其根际微生物的吸收、挥发和降解等机制清除环境污染物已成为重要手段。诸多根茎类药用植物不仅能够提升景观价值，而且对重金属、有机污染物等具有超富集作用，如遏蓝菜、芥菜和龙葵等。通过讲解土壤污染对中药材栽培的影响，能够提升学生对土壤肥料学课程的认同感，侧重中药材质量管理规范，树立学生"尊重自然、顺应自然、保护自然"的生态文明理念。

1.2 土壤有机质与食物安全

"万物土中生，有土斯有粮"，安全的土地是生产出健康食物的根本！提高土壤有机质是保证"中国饭碗，中国粮食"的重要基础。东北是世界三大黑土区之一，是"黄金玉米带""大豆之乡"和重要的道地药材产区，面临着土地肥力透支的问题。黑土地之所以黑，是因为土壤有机质含量高，微生物活跃，有机质通过矿化作用产生无机氮供植物吸收利用；有研究表明，通过进一步推广秸秆还田、平衡施肥、少（免耕）等保护性耕作措施可有效提高土壤有机质含量。中国科学院植物研究所研究员蒋高明团队扎根农村15年，从恢复土壤有机质入手，建立"生物多样性管理"策略，农牧结合，发展中药材和粮食作物的生态种养，形成了产量与经济效益共赢的高效生态农业模式，为国家的粮食和食物安全战略提供科学决策。我们国家正处于生态文明建设的关键时期，保证粮食质量与食物安全刻不容缓。习近平总书记的"两山论"清楚地点明"绿水青山就是金山银山"，不管是建设绿水还是青山，最根本的离不开安全的土壤。

1.3 药用植物肥料利用率与生态资源保护

植物氮素与氮肥施用是土壤肥料学的核心章节之一，在讲授本章节内容时，介绍我国著名植物营养学家、中国工程院院士张福锁院士团队的一系列重大科研成果。张福锁院士立足我国农业生产国情、结合国际前沿，从偏施氮肥引发中国农田大面积酸化以及揪出大气氮沉降的元凶，创造性地在全国开展"科技小院"模式，实现作物高产和资源高效利用，引导农民进行高产高效生产。激发学生共鸣，培养学生科研兴趣，从而培养学生"发现科学问题、阐明机制和解决科学问题"的思维模式。磷肥、钾肥和硫肥主要来源是磷、钾矿和硫铁矿，均属于不可再生资源。当前我国主要农用矿产消耗速度远高于储量增长速度，资源安全压力不断增大。如我国硫铁矿多是低品位贫矿，而高品位富矿相对较少，开采条件比较复杂。中国钾盐资源短缺，属于重点短缺矿种，为确保国家粮食安全，2016年国土资源部将钾盐列入"战略性矿产目录"。因此，逐步引导学生提高矿物肥的利用效率和开发中草药专用肥，提高药用植物肥料利用效率对于保障国家战略资源和粮食安全意义重大。

1.4　有机肥与中医辩证唯物主义

有机肥是来源于动植物，施入土壤为植物提供营养为主要功能的含碳物料。施用有机肥可改良土壤、耕地固碳，缓解温室效应，减少面源污染，是发展生态农业，建设绿水青山不可或缺的环节。有机肥原料来源广泛，堆肥是其核心章节。同时，还可以将中医药学科特点与当前社会热点话题"垃圾分类"和"畜禽粪便污染"相结合，重点讲述近年来备受关注的中药药渣堆肥和蚯蚓堆肥技术，利用好中药药渣对减缓医疗垃圾的处理问题，促进药用植物生长和实现中药资源循环利用具有重大现实意义，而蚯蚓本身属于药用动物，可以提取蛋白酶、蚓激酶和蚯蚓纤溶酶等生物药品。将药用动植物资源与有机肥料紧密联系在一起，可以引发中医药学科学生从中医阴阳的对立及平衡思考如何有效提高中药资源利用率，有助于学生打破常规，深刻理解马克思的辩证唯物主义思维，正确认识对立统一规律是物质世界运动、变化和发展的最根本的规律，"善用人者无废人，善用物者无弃物"。

1.5　根际微生物与中医药科技创新

在学习根际微生态内容时，以"豆科植物根瘤菌固氮"进行提问，激发学生学习热情，介绍我国青年科学家王二涛团队2020年12月在*Nature*发表的教科书级成果，巧妙运用试验设计创新性地发现豆科植物皮层细胞获得了SHR-SCR干细胞分子模块，其通过决定皮层细胞的命运调控豆科植物根瘤起始，该研究解决了132年来未解决的科学问题，在学术界影响深远。王二涛团队的成果为非豆科植物皮层细胞命运的改造奠定了基础，为减少作物对氮肥的依赖，实现农业可持续发展提供了新思路。紧接着引出"时代楷模"，把论文写在大地上的"农民院士"朱有勇，他走遍澜沧村各个村寨、到田间地头走访调查，无偿贡献出个人科研成果，结合云南地区气候和土壤养分特点，发展林下有机三七种植，通过调控根际微生物缓解三七连作障碍的成功案例等。潜移默化地传递给学生要想取得一番事业，一定要远离功名浮躁，踏实做事，发扬开拓创新的精神。

2. 教学方法与评价多样化

2.1 科普短视频融入思政理念

科学研究机制相对复杂，本科生基础薄弱，对教师备课提出挑战。在教学设计中明确情感培育目标，将思政元素融合在课程教学过程中，培养新时期中医药事业建设者和接班人是所有中医药高等院校不可推卸的责任。授课教师必须结合各章节知识点通俗易懂地给学生讲解，使学生易于接受。网络时代下，当代大学生获取信息更快捷，视野更开阔，思维更活跃，自媒体的普及，学生习惯于接受快餐知识，因此充分挖掘网络科普资源，剪辑科普短视频是行之有效的重要方式之一，基于微视频的混合式教学模式在中医药类教学中越来越受到重视。如药用植物专家谢晓亮在连翘、柴胡等优良品种选育、种源扩繁、产业化开发方面为河北省中药材种植提供了有力的科技支撑；学习"塞罕坝精神"，介绍河北省塞罕坝机械林场59年3代人建设绿水青山，助力脱贫攻坚的先进事迹等。进一步通过问题式、启发式和头脑风暴等方法，提高学生人文素养和高尚的思想道德情操，培养爱党、爱国、爱中医情怀。

2.2 注重理论课与实践课时效性

紧密依托实验操作，练就扎实本领。在理论学习完成后，应及时有效地开展实验训练，介绍测定土壤指标的先进仪器，了解本领域重要研究成果，使学生带着浓厚兴趣进入实践基地，揣着疑问开展实践。透过基础的实验内容与最新科研成果相联系，中国工程院院士张福锁通过测定土壤 pH 发现中国农田大面积酸化的现象并发表在 Science 杂志，简单知识背后亦可孕育大思维和大哲学，注重培养学生创新思维，把问题想得太复杂神秘反而不利于科研创新，学会复杂问题简单化处理。

2.3 教学效果"多指标"评价体系

传统的学习效果评价，注重卷面成绩，忽略了平时成绩，易造成评价不科学、不公平等问题。因此尝试采用"多种评测指标"，增加自主观察调研、课外文献阅读与分享，重视形成性评价的方式和比重，综合评定学习成果。利用线上线下相结合的方式，在课堂上借助学习通平台，通过将土壤学相关科研成果、社会热点与教材知识相结合，采用知识抢答、章节小测等形式，提高学生参与热情，并纳入平时成绩。

3. 结束语

高校专业课程思政最忌讳枯燥的说教，将最新科研成果与科技热点融入高校课程思政是很好的切入点，既能够将专业知识生动形象地传授给学生，又能够实现育德树人。高校专业课程的开设要紧跟时代发展，满足中药资源与开发新兴产业对应用型人才的需求。实现理论教学与实验实践环节的融合，培养学生创新思维与解决实际问题的能力，并切实把握复合型人才培养要求，就必须提升教材质量，改变学生被动学习的模式，提升创新思维，改革调整中医药院校"土壤肥料学"的理论和实践内容。树立当代大学生对新时代中国特色社会主义的道路自信、理论自信、制度自信和文化自信，适应新世纪对创新型中医药人才的需要。

◆ 参考文献 ◆

[1]　李冀，杨天仁，李胜志．彰显中医药教育特殊性　践行中医方剂学人才培养方式［J］．中医教育，2011，30（06）：5-7．

[2]　金红，凌晓，周美玲．《健康中国2030》引领下中医文化融入医学人才培养的思考［J］．湖南中医杂志，2021，37（01）：97-100．

[3]　田鸿芬，付洪．课程思政：高校专业课教学融入思想政治教育的实践路径［J］．未来与发展，2018，42（04）：99-103．

[4]　陈高礼，张素娟，王岩玲，等．"科研成果引入课堂"提升应用型核心专业课程教学效果［J］．淮北师范大学学报（自然科学版），2020，41（02）：82-85．

[5]　张保仁，崔英，姜倩倩，等．"新农科"背景下土壤肥料学课程思政教育的实施途径［J］．安徽农学通报，2020，26（09）：150-152．

[6]　Luo L, Dong L, Huang Q, et al. Detection and risk assessments of multi-pesticides in 1771 cultivated herbal medicines by LC/MS-MS and GC/MS-MS［J］. Chemosphere, 2021（262）: 127477.

[7]　黄耀，孙文娟．近20年来中国大陆农田表土有机碳含量的变化趋势［J］．科学通报，2006（07）：750-763．

[8]　蒋高明，郑延海，吴光磊，等．产量与经济效益共赢的高效生态农业模式：以弘毅生态农场为例［J］．科学通报，2017（62）：289-297．

基于 OBE 教学理念的线上教学模式
在"中药分析"课程中的实践

教育部高等教育司吴岩司长指出线上教学将从"新鲜感"走向"常态化",要从教师的教、学生的学、学校的管、教育的形态等方面进行变化。在后疫情时代,教学人员充分发挥线上教学优势促进人才培养质量提高,构建"以学生为中心"的线上教育模式。线上教学随时随地学习,真正意义上打破了时间与空间的限制,也弥补了传统教学的不足,还能为欠发达地区的学生提供优质的教育资源,这对促进教育资源共享、推动社会教育公平具有重要意义。

成果导向教育(outcomes-based education,OBE)是一种基于学习产出的先进教育理念。在人才培养过程中,OBE 理念是以"预期学习产出"为中心,进行教学设计并提出明确的培养目标,从预期成果出发反向推导为达成目标而需要的知识、能力和素质,将课程设置放在人才培养预期成果导向之下。目前,OBE 理念已经在我国不同专业课程中进行应用与试验,如柯薇等对成果导向在"针织学"课程线上教学模式进行了深入探讨;林莺等探索了基于 OBE 理念及课程地图视角下的中药学专业教学评价体系构建。此外,在中药学、中药药剂学、中药化学等具体课程也有基于成果导向理念的研究报道。

本文以"中药分析"在线上教学中如何践行 OBE 教学理念,保证线上教学与线下课堂教学质量的实质等效,并以继续教育学院 2018 级中药学学生为例,探讨了 OBE 教学理念下线上教学质量保障新方案,为后疫情时代教师发展和教学改革的新思路。

1. "中药分析"课程简介

"中药分析"是中药学类专业开设的一门核心专业课程,是综合运用中药学、中药化学、中药药剂学和分析化学等分析理论和方法,对中药材及其制剂进行质量研究的应用性学科。该课程旨在从中药质量控制的角度出发,引导学生掌握中药分析常用方法、中药的定性鉴别、中药的杂质检查、中药植物药分析、中药矿物药与动物药分析、中药制剂分析、中药及其制剂质量标准的制定等内容，能够根据中药质量任务要求完成中药质量控制方案的总体设计。因此，本课程具有较强的理论性和实践性，如何保障"中药分析"线上教学的教学质量，尤其是继续教育学生的培养质量成为关注重点。

2. 基于 OBE 教学理念的线上教学模式的构建

OBE 教育理念的宗旨是保证"学生所得"，也就是课程的教学设计和教学实施的目标是学生通过学习后取得的所有学习成果。课程教学过程中要以学生学习产出为出发点，遵循"反向设计"原则，针对专业课程内容应清楚学生需要接受什么样的知识以及学生掌握知识的程度，进而完成"以学生为中心"的教学设计和教学效果评价体系建设，并对学生的反馈进行持续改进。

在互联网全球覆盖下，尤其是疫情过后，线上教学已成为现代教学模式的趋势，积极探索如何保证线上教学的教学质量进而满足人们对学习方式的需要。经过三十余年的探索，OBE 教学理念已成为国内外公认的教学质量保障理念之一。本文以保障继续教育学生线上学习质量为目标，从中药分析的教学目标、教学内容、教学方法、质量监控、评价体系等环节采用 OBE 教学理念进行教学重构设计，初步构建了基于 OBE 教学理念的中药分析线上教学模式。在整个教学重构设计过程中，学习产出评价采用定性与定量相结合模式，不仅关注学生终结性成绩，也注重学生的形成性评价，如学习态度、学习能力、团队协作、创新意识、思想品格、成绩考核等方面，逐步形成评价主体多元性，也注重学生自评与互评结果，如表 1 所示。

表 1　中药分析课程学习评价指标体系

一级指标	二级指标	评价内容	评价主体
学习态度	课程视频	线上观看视频任务点是否完成	教师
	提交学习成果	学习成果或作业是否按时提交	教师
	练习题或提问情况	答题或提问的次数	教师、学生自评
	课堂到课率	是否有迟到、早退、旷课	教师
学习能力	课前预习情况	预习测试题或成果的正确率	教师、学生自评
	课堂回答问题情况	回答问题是否正确	教师
	参与讨论情况	讨论是否积极	教师、学生自评及互评
	课后书面作业	作业准确性	教师

一级指标	二级指标	评价内容	评价主体
创新意识	课程开发设计题完成情况	学生方案的可操作性和创新性	教师、学生自评及互评
	课程论文完成情况	论文完成质量和创新性	教师、学生自评及互评
团队协作与思想品格	团队合作情况	是否有或参与团队合作	学生自评及互评
	交流能力	课上或日常的语言沟通情况	教师、学生自评及互评
成绩考核	章节测验	章节测验的成绩	教师
	期末成绩	期末测试成绩	教师

3. 基于 OBE 理念的中药分析线上教学实践应用

3.1 教材内容与课程思政案例融合

围绕立德树人根本任务，中药分析课程得以实现"知识-能力-思维-价值"四位一体的课程目标。在原有教材基础上，教学人员将中药分析相关的科研前沿、质量意识、敬业精神、诚信意识等思政素材融入教学设计中，再通过不同的教学方法传递给学生，起到润物细无声的德育教学效果。如在新冠肺炎疫情期间，以黄璐琦院士为主的科研团队，第一时间研制出"化湿败毒颗粒"。作为一名即将走上中药学工作岗位的学生，请结合课程内容谈谈如何认识"化湿败毒颗粒"研发意义。通过讨论，使学生清楚地认识到中医药在疫情期间的担当精神，从中体会和理解家国情怀、社会责任和职业精神，帮助学生树立正确的社会主义核心价值观，培养勇于探索的创新精神和精益求精的工匠精神。

3.2 教学质量控制与过程管理措施

本课程是利用超星学习通进行线上教学，根据 OBE 教学理念对课前、课中和课后三个阶段进行教学设计与实施，并注重教学成果闭环管理。

（1）课前预习阶段。在学习通的课程章节和通知公告栏发布本节课预习内容，包括课程导学（5~8 分钟）、练习题（选择题、讨论题等）、前沿知识（论文、报道等）等内容，有针对性地给出学生学习重点和难点，使学生能够掌握授课要点，提高预习效果。同时通过练习题了解学生的预习效果，根据统计数据，在授课过程中对课程的重难点进行调整，提高授课效果，必要时还可适当增加课程难度。

（2）课中授课阶段。继续教育学生多采用线上学习的方法，因此保证学生准时上课、提高听课效果成为教师关心的内容。因此，利用学习通"点名签到"功能，统计学生线上出勤情况，并利用"签到提醒"功能，提醒未及时上课的同学。通过学习通"同步课堂"和"直播"进行线上教学，与课程"录播"学生表现情况对比，"同步课堂"和"直播"学生的学习效果明显优于"录播"。本环节是教学重点，也是 OBE 教学理念在教学过程中应用的关键环节：①根据学生的随堂反馈情况，教师适时调节教学节奏，可以了解学生对每一个知识点的掌握情况，也检验了学生课前预习成效；②线上直播可以通过分享屏幕，使学生跟着教师授课 PPT 的播放和演示过程，掌握更多的知识点，能够最大限度还原线下教学过程，同时通过后台数据监测，可以及时发现或掌握学生的学习状态，适时调整教学进度；③在直播过程中，教师可以通过语速、重难点重复、PPT 内容标注或批注等手段，帮助学生对重难点内容的理解，最大限度提高授课效果；④在授课过程中，注重用学习通 "选人" "抢答" "随堂练习" 等功能，提高学生在授课过程中的注意力，了解学生的学习效果，进而提高线上教学质量。

（3）课后复习阶段。为了保证学生对课程内容的掌握程度，分别采用布置作业、答疑、问卷、分组讨论等形式，全方位、多角度地强化学生的学习成效，解决学生学习过程中的疑问。

3.3 基于学习成效/教学效果评价的多元评价体系

（1）学生学习成效。本文针对 2018 级中药学继续教育 48 名学生进行线上教学调查，结合表 1 的中药分析课程学习多元评价指标体系，参考杜世纯的问卷设计，在课程开始与结束进行相同问题调查，具体结果见表 2。在 48 份合格问卷中，学生对 "学习计划" "学习目标" "学习积极性" 方面都认为有较大进步。其中问题1、2、5、7 结果反映了学生的自我规划能力，学习后均提升了 2 倍左右，正如 OBE 理念更多关注学生的学习成果和过程管理，这些内容在学习通平台上都能清晰反映出来，使学生形成较强的自我约束力及自我规划能力。问题 3、4 结果能够显示出学生参与互动、讨论的积极性均提升了 74% 以上，其中调查的部分性格内向的学生的学习参与热情提升更高。问题 6 结果可以看出大部分学生能够独立或以团队协作方式完成教师在学习通上推送的资料或教学内容，并有针对性提出自己的想法或问题，具备了一定独立解决问题的能力。题目 8、9、10 涉及学生对学习成绩影响因素的认识，经过线上教学后，认可教学方式的学生占比超过学习前 12% 以上。

表 2　学生在课程学习前后的问卷调查

序号	题项	学习前/%	学习后/%
1	是否在课前制订了学习计划	13.5	74.1
2	是否了解课程学习目标	8.2	63.7
3	课上是否积极回答老师提出的问题	27.5	52.9

序号	题项	学习前/%	学习后/%
4	是否积极参与课堂或平台互动讨论	35.1	61.0
5	是否经常阅读与课程相关的参考书	14.2	29.3
6	对听不懂的内容是否积极向老师请教	18.8	38.2
7	课后是否积极进行总结复习	31.1	56.8
8	个人智力是否对学习成绩影响大	4.6	6.4
9	学习方式是否对学习成绩影响大	68.3	76.6
10	教学方式是否对学习成绩影响大	22.4	45.7

（2）教师教学效果。将学生评价与教师评价相结合，以多元化的评价机制实现对学生学习成效和教师教学效果的全面评价。中药分析线上教学满意度调查结果显示：98.08%的学生表示对教师的在线教学方式非常满意；分别有 86.54% 和 13.46% 的学生表示中药分析课程的教学设计非常合理、比较合理；分别有 73.08% 和 26.92% 的学生表示课堂气氛非常活跃、比较活跃；100% 的学生表示教师在授课过程中合理地进行了课程思政教育。教师评价结果反馈，教学内容授课速度控制较好，课堂教学活跃度较高，思政元素融入方式和时间控制较好，但是也存在课堂互动、讨论等学生反馈还是不够多、学生对前置课程复习不够充分、学生对课程相关的最新研究成果了解的比较少的问题。因此，基于师生评价反馈，课程教师应在 OBE 教学理念下，持续对教学过程改进，不断完善"多元评价"的长效教学机制。

4. 结束语

结合 OBE 教学理念采用线上教学模式对中药分析课程进行了教学探讨，以学生和社会需求为依据，反向设计教学目标和课程体系，使授课中心由教师向学生转变，由知识驱动向预期成果驱动转变，并充分利用学习通平台功能和资源，调动了学生主动学习的积极性，培养了学生分析和解决问题的能力，增强了学生创新意识。本文通过线上教学过程体会与实践，并结合调查问卷，给出了线上教学过程中实施要点和改进措施，为今后实施线上教学提供了一定参考。

◆ 参考文献 ◆

[1]　教育部. 关于疫情防控期间以信息化支持教育教学工作的通知 [EB/OL]. （2020-02-06）. http://www.moe.gov.cn/srcsite/A16/s3342/202002/t20200214_421005.html.

[2]　贺欢，迟瑛楠，许颜清，等．线上教学的难题与解决方法——大学化学慕课建设中的思考［J］．化学教育（中英文），2021，42（12）：19-22．

[3]　刘丹，邓雪松，苗加伟，等．基于OBE理念的药理学混合式教学设计与实践应用［J］．卫生职业教育，2021，39（12）：92-93．

[4]　柯薇，邓中民，蔡光明．基于OBE理念的"针织学"课程线上教学模式探索［J］．纺织服装教育，2021，36（02）：140-143．

[5]　李姗姗，贡济宇．中药分析学金课建设的"五维"［J］．时珍国医国药，2021，32（01）：191-192．

[6]　王文君，向灿辉，冯丽娟，等．分析化学线上教学的实践与思考［J］．化学教育（中英文），2021，42（06）：49-54．

"药理学"教学中行之有效的形成性评价方法

　　形成性评价是教学过程中对学生知识掌握和能力发展进行的过程性评价，因其可显著提高医学课程教学效果和医学生能力素质而成为近年来教改热点，与终结性评价共同构建合理完善的评价方式。药理学作为医学课程体系中一门承前启后的学科，知识点密集琐碎。对学生而言，其学习的复杂程度尤其体现在基础医学与临床医学的交叉性，即对两个阶段学科知识的融会贯通，既是学习的起点和基础，也是教学的终极目标。于此，传统的终结性评价节点较晚，不能及时动态地反馈学生的学习状态和教学效果。实践表明，在药理学教学中开展形成性评价，有助于提高教学效果，促进学生综合素质提升。然而，当前广泛开展的药理学形成性评价，普遍存在理念深入但方法、手段落地不足的问题。在教学时长、教师精力有限的前提下，如何科学选择形成性评价方法以获取教学收益最大化？结合药理学的学科特点和多年来教学经验，我们总结梳理了药理学教学中行之有效的多种形成性评价方法，并将其整合为课堂教学、课外学习、素质养成和实践教学四个维度，旨在为教师开展药理学教学的形成性评价提供可操作性较高的全景式参考，也可供其他基础医学学科教学参考之用，同时为进一步构建药理学形成性评价指南的研究奠定良好的素材基础。

1. 课堂教学评价

　　课堂是教学活动主阵地。除正常讲授外，教师还可采用考勤、提问、课堂讨论和 PBL 教学等多种形式与学生充分互动，对其表现进行实时评价，及时发现教学薄弱环节和学生知识盲区并加以弥补，以取得更为理想的课堂教学效果。

1.1 考勤

　　对大多数学生而言，很多药物认知和知识背景的铺设仅靠自学难以达到培养要求，药理学的学习极为依赖教师的启发引领作用。再加之学习动机、自控能力等导致的学习自觉性差异，药理学课堂必须严格考勤管理。通过考勤督促提高到课率，评价学习态度，促进有效学习。借助先进的信息技术，考勤可以更高级的方式实现，如基于微信公众平台的二维码签到、超星学习通 APP 签到等，都是学生喜闻乐见的快捷考勤方式。当然，考勤管理终究只是辅助，教师更应着力用内涵去感染学生，吸引学生把思想真正留在课堂。

1.2 课堂提问

提问是非常传统的检验学生课堂状态和新旧知识构建的有效方法。提问内容至少可以源自三个方面。①前次课的知识点。复习性提问有助于了解学生对既往知识的掌握情况，以便及时解决普遍性问题并调整后续教学方案。②本次课堂知识。在授课过程中根据学生反应随机提问，学生回答情况是教师实时调整课堂节奏的重要判断依据。③交叉相关知识。这类提问主要用以评价学生对交叉学科知识掌握情况和融会贯通的能力，从而判断学生对当前所学知识的理解和接受程度。学生为跟随课堂节奏所做的思考，是听课效果的有力保证。课堂提问可实时纠正学生在教师"一言堂"听课模式下容易出现的思维懈怠，是简便易行的吸引学生参与课堂的形成性评价方法。

1.3 课堂讨论

古云："诗书讨论，相求以益。"适度引入课堂讨论作为形成性评价，能够充分检验和调动学生思考表达的主动性，通过思维碰撞激发学习兴趣，提升综合能力。可供药理学课堂讨论的素材如下。①当堂重点内容。安排在每次课的最后进行讨论，通过学生发言情况评估教学效果。②综合性问题。针对一些重点章节或药物，在课堂讲授完毕后设定综合性问题开展分组讨论，以加强学生对知识的理解和印象，并对其专注程度、表达协作和逻辑思维能力等进行评价。甚至可以讨论形式授课，讨论内容提前发给学生自行学习查阅，课上分组讨论后由教师总结重点内容。

1.4 PBL 教学

PBL（Problem Based Learning）教学有助于医学生批判性思维的养成和开展建构性学习，是当前很多医学院校教改的重要形式，同时也是极有价值的形成性评价方法。成功组织的 PBL 教学，可以全方位提升学生的知识获取、逻辑思辨以及语言组织能力等。教学过程中，教师需要把握进度，及时对知识点进行梳理，并根据学生对前述知识的掌握程度、分析问题和解决问题的能力等进行评分。然而，PBL 并不适合大班教学，如有专门 PBL 教室作为教学场地更为理想，这也从另外角度佐证了医学教育确实当属精品教育。

1.5 测验

测验是一种传统而有效的收集教学反馈的方法。通过测验题目中涵盖的教学重点和难点，可以检验学生的领会程度，加深学生对知识点的理解和应用，激发学习兴趣，督促学生自主学习。测验可根据时机分为随堂测验、阶段测验（含期中考试）等。随堂测验有利于学生对当堂知识的理解与掌握，阶段测验可以考查学生对一个阶段知识的掌握程度和应用能力，及时改进学习方法。测验帮助教师及时发现学生的薄弱知识点，更有目的地改进教学。测验形式可以是口试、笔试，或借助微信、学习通、问卷星和雨课堂等平台进行在线测试，条件具备的学校还可依托自主校级网络平台建立题库对学生进行网上测验。

2. 课外学习评价

课堂教学并不是课程教育的全部。特别是药理学等医学基础课程内容多、学时短，课外非正式环境的学习，是课堂教学的重要延续。布置课后作业，引导学生自主学习，开展专业外语训练和撰写读书笔记等形成性评价方法，对拓宽学生视野，激发学习兴趣，提升外语水平和培育终身学习能力大有裨益。

2.1 课后作业

药理学等医学基础课程不会像理工科课程那样布置大量习题性质的课后作业，针对普遍存在的"平时看书少，考前突击背"现象，完善策略是布置一些开放性习题作为课后作业供学生学习思考，巩固知识点。药理学的课后作业，应引导学生通过查找文献，充分利用图书馆资料、网络资源等来完成，注重考核学生的思维能力、理解能力、融会贯通能力和综合归纳能力。教师根据学生对所学知识掌握程度做出评价和教学策略的调整。

2.2 自主学习

医学教育是终身教育，自主学习能力是医学生必备的基本素质。网络教学平台提供方便易得的虚拟学习环境，是学生自主学习的最佳载体。疫情背景下，网络教学平台得以充分建设和完善，使大学生自主学习能力也得到前所未有的加强。疫情之后的这个学期，我们的教学方式也随之进行了有益的调整，线下教学与线上自主学习同步展开，对学生持续开展自主学习能力的培训和引导。平台的内容组织是学生自主学习质量的重要保证。学习内容不仅要有明确的理论知识，还要适当提供药理学的最新研究进展以拓宽学生视野。同时必须设置师生互动区，学生的问题和意见教师要及时给予解答回馈。学生在平台的学习、互动记录均可作为自主学习的形成性评价依据。

2.3 读书笔记

精读和泛读的阅读质量与收获不可同日而语。我们应鼓励学生在教材之外，精读教师推荐的相关参考书籍，并要求学生把自己认为最有价值、最感兴趣的内容撰写读书笔记，通过学生提交的读书笔记，可以评价其内在的专注程度与收获并给予相应指导。通过撰写读书笔记精读书籍，有助于挽救知识快餐时代学生日趋碎片化的知识体系，加深学生对学科内涵的理解，尽早完成专业框架的构建，同时引导学生深度感知阅读乐趣，提升阅读品味。

3. 素质养成评价

形成性评价的发展依托于素质教育理念的不断深入。不但要多角度评价、提升学生在课堂内外的知识获取和掌握程度，还应着力考量促进学生综合素质的全面养成。

3.1　PPT演讲

PPT应用是现代职场中重要的综合技能，既要求能对内容进行深入领会和精炼整合，也需具有一定的设计制作技巧和演讲能力。学生阶段开展这方面的训练，对以后职业和学术发展大有裨益。适合训练学生PPT演讲的内容如下。①部分难点较少适合自学的章节。例如解热镇痛抗炎药、消化和呼吸系统用药、抗过敏药等，由学生课下分组自学，以PPT形式汇报学习成果，教师可对PPT的内容、制作和现场表达等进行综合评价。②综合性问题或病例分析。由学生课下分组研读文献学习讨论，课上以PPT形式分享小组学习成果，教师对此做出评价，还可安排进阶版的学生自评与互评。③药理学相关资讯进展。这个评价方法我们坚持了很多年，学生反响良好。由教师选择药理学相关资讯进展等作为专题，布置给学生在课外进行学习研究并制作PPT，每次课安排大约10分钟的学生讲解时间。一个学期的话题信息量足够丰富，水滴石穿地让学生感受了教材之外更加鲜活生动的药理学世界，既激发其学习兴趣，又锻炼、提升其PPT应用能力，课时允许的前提下不失为一种值得推荐的形成性评价方法。

3.2　学生辅助课堂教学

翻转课堂所承载的强调自主学习、以学生为中心因材施教和引导学生积极参与课堂等教学理念对高校教改具有启示意义。借鉴翻转课堂的形式和理念，药理学教学中可引入学生辅助课堂教学模式以培养学生综合能力。教师选择内容相对简单的章节，布置给学生通过预习设计课堂教学，并在课上把内容讲授给大家。教师可根据学生的综合表现对其进行评分和指导。我们多年的教学实践证明，学生辅助课堂教学模式可以调动学生主动思考的积极性，增强知识内化，使教学效果得以显著提高，同时还能有效利用课堂思政，因材施教培育学生综合素质。另外教学相长，教师可从学生思路和视角受到启发，更好地改进教学。

3.3 综述论文撰写

通过本科阶段的学习，学生应初步具有撰写科学论文的能力。撰写综述论文就是很好的基本功训练。我们的做法是精选一些药理学相关主题在学期初布置给学生，要求学生根据兴趣做出选择，查阅资料撰写综述论文期末之前提交，并对论文字数和参考文献数量提出要求。教师可根据学生查阅、整理文献的能力和综述写作水准做出反馈和评价。在综述论文写作中，学生能够获得比被动学习更多的成就感，教师的适度鼓励也使其学习自信心和动力大大增强。

3.4 科研初步训练

学生科研成果的集中呈现一般是在硕、博阶段，但科研兴趣和方向在本科阶段就已展露。这个阶段可以建立一些课题小组，选择教师布置的科研课题适当安排科研初步训练。教师可对学生设计的研究内容、技术路线及创新性等进行评价和指导，有助于发现学生的兴趣点，训练其综合素质、初步科研思维及创新能力。我校中药药理教研室的做法是，从教师科研项目中遴选内容作为学生科研选题，由教师指导学生查阅相关文献制定实验方案并协作完成，以这样的方式评价培养学生的科研创新能力等，收到理想效果。当然，受教师时间精力限制，科研训练并不适合面向全体学生，而应根据学生的兴趣意向有所选择，否则流于形式反而有悖初衷。

4. 实践教学评价

药理学的实验方法适用于各个生命科学相关学科，其实践教学直接关系着学生动手能力和科研思维的培育。实践教学中教师与学生密切接触，是对学生开展形成性评价、以考评促学习的重要形式。

4.1 实验操作

实验中教师要随时观察并记录各组学生动手及配合情况，发现错误要及时纠正。操作过程是否有独特的见解或创新，能否取得预想的实验结果等可作为评价依据。同时引导学生相互监督和评分，实验结束时组织学生自评、互评，总结发现的问题。通过日常实验操作，可以考查评价学生的实验态度与认知、动手能力、信息整合能力和团队协作意识等。

4.2 实验报告

撰写实验报告是对整堂实验课的梳理和总结，也能加深学生对知识的理解，诊断反馈学习薄弱环节，同时帮助教师选择更加合理全面的授课素材。教师根据实验报告书写、实验结果和结果讨论的合理性与逻辑性，对学生分析表达和学习再加工能力进行评价，并及时反馈给学生。

4.3 实验口试

教师可将实验原理、步骤和注意事项等编成试题形式，在实践教学过程中随机安排抽考，由学生根据个人理解口述答案，这种评价要求学生短时间内迅速思考分析，最大限度调动学生提取、整合信息能力和语言表达能力，对提升学生素质、改进实践教学也具有积极意义。教师通过这种良性互动建立有效的反馈机制，根据每个学生状况给予个性化引导和激励，并适当调整实践教学进度和方法等。

4.4 开放性实验

与验证性实验相比，开放性实验更强调培养学生的科研思维、自主学习能力和团队合作精神。实验选题可由教师根据专业特点提供，学生根据个人兴趣选择。教师对设计性实验提出原则和要求，学生通过查阅文献，结合实验室条件设计可行性实验方案并在课堂开展实验。开放性实验过程中，教师应随时观察学生实验情况，及时发现指出问题，实验完成后对实验过程、结果和实验报告进行打分并反馈给学生。

5. 结束语

药理学是基础医学教育阶段的重要课程，对夯实医学生理论基础、搭建临床思维以及培养具有科研创新能力的高素质医学人才具有重要意义。为科学开展药理学教学的形成性评价，有效提高药理学教学效果，我们采撷了大量已有报道的药理学形成性评价方法进行遴选研究，并从课堂教学、课外学习、素质养成和实践教学四个评价维度进行了梳理整合。在具体教学实践中，教师可根据教学环境、设施和授课对象等分别加以调整选用。科学的形成性评价体系必须建立在大量教改实践基础上并在实践中修正和完善，我们也将在这个方向不断深入研究，探索构建科学合理的药理学教学形成性评价指南，在课程日常教学点滴中努力提高医学生的学习效果和综合素质。教育是良心事业，医学教育则更是关系着健康中国的未来。在这个层面上，所有为提高医学教育质量而进行的教改实践探索都意义非凡。

◆ 参考文献 ◆

[1] 胡敏，韩要武，钱琛，等. 基于学生综合素质培养的形成性评价考核体系在病理学课程教学中的应用 [J]. 中国高等医学教育，2019（1）：63-64.

［2］ Bell HS，李井泉. 医学生教育中形成性评价的运用 ［J］. 中国全科医学，2007，10（4）：285.

［3］ 刘晓燕. 形成性评价在医学院校教学改革中的应用 ［J］. 高教论坛，2017（32）：15-16.

［4］ 王烁，马春媚. 基于深层学习理论的中医学专业教学策略改进研究 ［J］. 教育教学论坛，2016（9）：149-150.

［5］ 栾海云，李金莲，秦国民，等. 基于能力培养的药理学课程形成性评价改革探索 ［J］. 中国高等医学教育，2018（11）：36-37.

［6］ 刘元元，曲卫敏，杨素荣，等. 形成性评价在药理学教学中的应用探索 ［J］. 中国高等医学教育，2018（11）：1-2.

以学生为中心建立多途径学习动机在"中药安全与合理应用导论"的应用策略探索

　　"中药安全与合理应用导论"是基于我国临床医疗用药安全问题而开设的一门兼具理论性和实践性的课程。课程通过介绍中药安全合理用药的相关知识，培养兼具中药安全合理应用理论观念和分析处理临床用药安全隐患能力的人才。在"中药安全与合理应用导论"线上教学过程中，针对学生中出现的学习意义目标不明确、学习兴趣衰退、学习效果较差等现象，我教学团队以人本主义教育心理学为指导，秉承着"以学生为中心"的教育理念，充分考虑学生的心理特点，通过良好的课程设计，合理地运用现代网络信息技术平台资源，采用科学的考评反馈方式，为学生形成正确的世界观、价值观、提升自身能力、获取知识、提高成绩提供保障。在实际教学实践的过程中，通过剖析客观需求建立专业自信；通过共情挖掘强化职业远景动机；挖掘自身需求建立近景动机；通过知识图式化激发认知内驱力满足认知需求；通过多元化教学方式及资料突破难点；通过影视资料提升课堂趣味性；通过论文的写作实现从知识接受者向知识使用者、探索者转型；通过翻转课堂激发自我提高内驱力；通过作业测试激发附属内驱力等多层次的激发方式可有效提高学生对学习课程意义的认同感、细化明确学生的学习动机、强化学生通过学习获得的成就感，从而提高学生的学习兴趣与效率，深化学生对知识和能力的掌握，取得了较好的教学效果。

1. 通过剖析客观需求建立专业自信

　　教育学家苏霍姆林斯基指出"如果教师不想办法使学生产生情绪高昂和智力振奋的内心状态，就急于传授知识，那么这种知识能使人产生冷漠的态度，而给不动感情的脑力劳动带来疲劳"。经问卷调查显示，学生因宏观视角的缺乏及对中药安全合理用药的认识不全面，导致其对中药不良反应的临床发生率及严重后果的认识不足，产生中药没有毒副作用、中药药品安全事件发生率较低、涉及人群局限、危害健康的程度较低及该专业人员的需求量不高等错误认知,并因此对专业前景失去信心,对学习课程的意义不明确。

我们通过引导学生浏览权威的药物安全性预警机构如:国家药品监督管理局、国家药品监督管理局药品评价中心 国家药品不良反应监测中心、中国疾病预防与控制中心的网站,宏观上了解我国中药不良反应及安全事件的发生情况及专业人员需求缺口情况。进一步通过教师带领学生解读中药不良反应涉及的药物种类之多、影响的人群之广泛、对组织器官功能的损伤之严重及之巨大,说明中药不良反应发生的普遍性和严重性,从而引起学生对中药安全不良事件的注意,帮助学生建立看待问题的宏观视角,并突出作为临床医师、药师在不良反应预警、救治过程中的重要作用。通过让学生意识到自身所学专业在药品安全领域的重要性,由此激发学生学习本门课程的动机与热情。

2. 通过共情挖掘强化职业远景动机

教育家布鲁姆认为"在教学过程中,学生的认知前提、情感特性、教师教学质量直接影响了学习的水平、速度和效果,其中情感特性在教学中的影响高达25%"。可见激发积极的情感,树立正确的情感目标能有效提高教学质量,并有利于构建和谐的课堂。教育部于2001年制定的《基础教育课程改革纲要(试行)》中也明确指出,"改变课程过于注重知识传授的倾向,强调形成积极主动的学习态度,使获得基础知识与基本技能的过程同时成为学会学习和形成正确价值观的过程。"教师在课程设计及实施过程中有意识地培养学生的情感基础可以有效提高学习的内在动力,合理地运用实际材料,使学生产生"共情"则可以直观迅速地建立学生与所学习课程之间的积极情绪。同时,借由教学过程将课程的学习、专业素养的提升与治病救人、爱岗敬业等长远目标相联系,建立起学生学习本门课程的远景动机。

我们发现学生对中药不良反应及产生的严重后果缺乏感性认识和情感认同,故我们选取近年来发生的重大药品安全事件如"长春长生狂犬病疫苗事件""安徽华源欣弗事件",通过播放对相关人员的新闻报道及视频,展示药品安全事件对社会、个人及家庭造成的巨大损失、痛苦和创伤,促使学生产生"共情",使直观、感性认识到忽视用药安全的严重后果。结合《希波克拉底誓言》和《大医精诚》等有关医德的文献,引导学生形成正确的救死扶伤的职业道德观,从而建立通过学习课程减轻人们痛苦的情感动机。

3. 通过挖掘自身需求建立近景动机

相关研究指出，通过对学习动机进行精心设计细化，创设有利于掌握目标定向的背景环境、综合性的激发学习动机模式，可提升学习中的自我效能感、影响学生学习兴趣和参与度，而赋予课程学习的意义，也让学生认识到学习该课程的内在价值，增强了学生学习及探究的信心以及为完成学习付出努力的意愿。

学生因个人的生活经验与阅历的缺乏，会产生"学习中药安全应用理论于我无益"的想法，从而削弱学习的动机。我们为加强课程内容与实际生活的联系，通过开放性的提问和讨论，让同学们观察并汇报发生在自己及家人、朋友身上可能与中药不良反应相关的事件，并通过学生间讨论和师生间讨论，使学生认识到不良反应的普遍性、多样性、隐匿性，并建立近景动机——通过学习本门课程可以有效保障自身及家人免受中药不良反应的损害。学生在认识到中药安全与自身密切相关之后，非常乐于通过学习中药安全应用的理论来保障自己和家人的健康。

4. 通过知识图式化激发认知内驱力

图式（schema）是人脑中已有的知识经验的网络。巴特利特认为认知图式是"过去反应或过去经验的一种积极组织"，这个活动和发展着的模式为图式。已有研究指出在引导学生对课程内容图式化的过程中，思维导图模型能充分有效激发学生的学习兴趣、帮助学生克服畏难情绪，丰富学生对于学科的感性认识，提升学生的概括能力，并可以作为高效率的预习、复习工具。

"中药安全与合理应用导论"包含大量需要记忆的理论性知识，学生在对课程整体知识构架、知识间关联性认识不清晰的情况下学习，将直接导致学习效果和学习兴趣的降低。而教师直接将知识体系全盘灌输给学生的被动学习模式则更易消磨学生的学习积极性。

我们在教学过程中，引导学生经过自主分析、整理，将知识点、知识体系充分理解后以思维导图的方式呈现，使学生对所学知识有较完整的认识，更好地掌握所学内容在整体知识体系中的作用和各知识点之间的关联性，从而明确学习该部分知识的意义。同时，学生在制作知识结构思维导图的过程中，完成了知识体系从无到有、从简至详、从孤立到串联的成长，将散在于课本中的知识点经自己的消化理解、归纳总结和统筹概括体现在知识构架及关联的思维导图中这一过程满足了学生认知需求，增强了学生通过学习课程得到的获得感，激发了学生的认知内驱力，促进学生更积极主动的进行学习。

5. 通过多元化教学方式及资料突破难点

长时间单一的教学方式会导致学生学习兴趣的消退和注意力的转移。我们建立了以自制课件、自制教学视频、直播、录播为主,其他优秀教学资源为辅的课程资源体系。借助信息化的教学平台,帮助学生更好地学习课程中的重难点及相关知识。

在教学中,我们在课程的重难点讲解、案例讨论、总结阶段引入了在中国大学MOOC、超星学习通等学习平台上著名高校有关的优质课程资源。我们利用他校的优质视频与课堂讨论相结合,帮助学生突破难点重点,或在教学内容结束后作为课堂总结,帮助学生巩固已学知识,或通过视频了解研究领域前沿信息、拓展知识面,同时通过合理安排多样的教学方式与教学资源,把握课堂节奏,使学生的注意力紧跟教学进度,对于知识的认识也趋向于多面化,从而达到了丰富课堂内容、提升学生学习兴趣的目的。

6. 通过影视资料提升课堂趣味性

影视资料可以还原或构造场景,其内容的生动性、直观性及丰富程度是文字等无法做到的。影视资料以其直观的表现手法、真实的场景、丰富的内容和艺术感染力弥补单纯课堂理论灌输教学的枯燥。线上教学过程中学生往往缺乏对学习内容的感性认识,而合理的使用影视资料可以较好地弥补这方面的不足。

在教学过程中,我们围绕课程内容筛选剪辑具有较高趣味性的医学题材影视资料,在课程的导入阶段播放,从而设置紧扣教学主题的悬念、抓住学生的好奇心理,激发他们的探索兴趣,也鲜活地展示了中药不良反应与生活的密切相关,并突出体现了任由其发展或错误处理产生的严重后果。同样,我们还在课后的开放性作业中引入影视资料,促使学生回顾相关知识,并将学过的知识应用于解决实际问题中。学生在此过程中,能保持高涨的学习热情,提高对知识的理解掌握程度,同时又可在运用所学知识解决视频所提出问题的过程中获得成就感。

7. 通过论文的写作实现从知识接受者向知识使用者、探索者转型

在第十一届"中国大学教学论坛"上,中国教育部高等教育司司长吴岩提出"两性一度"的金课标准。其中"高阶性"即指知识能力素质的有机融合,是要培养学生解决复杂问题的综合能力和高级思维。"创新性"是指课程内容反映前沿性和时代性,教学形式呈现先进性和互动性,学习结果具有探究性和个性化。"挑战

度"是指课程有一定难度,需要跳一跳才能够得着,对老师备课和学生课下有较高要求。

通过检索、整理、阅读文献,围绕特定的问题将大量资料提取凝练、总结成文的过程可以培养学生发现问题、分析问题和解决问题的能力,同时也是在已有知识的基础上,对知识和资料进行重组从而对新的发现进行创造性表达的过程,有助于培养学生构建知识结构的能力。在此过程中,将教师的角色从知识传递者转变为指导者,将学生由被动的知识接收者转变为主动的知识探究者,引导学生围绕具体问题大胆提出假设,小心严谨求证的过程则真正落实了教育部所提出的"两性一度"的高等教育办学理念。

我们在教学过程中指导学生围绕一个问题进行深入研究及相关学术论文的查阅、写作,培养了学生独立思考、探索创新的观念,使学生掌握了搜索、管理、分析文献数据和论文写作的方法,并且将学习的过程与自我提高相关联,通过论文的写作阐明验证自己的观点,实现自我认可,提升学生的获得感。同时,相较于课本知识的规范化,学术论文所包含的"各式各样"的内容则更加贴近临床,鲜活而又罕见的实例又能很好地开拓学生的眼界、具象化课本内容、激发学生的学习兴趣。

8. 通过翻转课堂激发自我提高内驱力

翻转课堂可以把低层次的知道和领会放在课下从而使有限的课堂时间可用在应用和分析等高层次目标上面,并在实践中帮助学生建立起自主学习、合作学习的学习氛围。通过翻转课堂的形式可以更好地利用课堂时间,让学生带着问题进行学习。同时,学生通过课程筹备、课件录制、课堂讲授的环节充分的锻炼、展示了自己的能力,促进其自我提高内驱力的形成。

我们在教学实施过程中,由授课教师选取合适章节、指导学生制订总体计划,由学生主导组织团队、筹备课程资料、录制课程视频、拟定讨论题目、制订随堂测试的试题。提高学生的参与度,使学生由"接受者"转变为"讲授者",引导其进行自主学习及合理展示,针对问题进行深入探讨,加深对课程内容的认识。同时,授课教师将学生制作的视频整合编辑,上传至课程材料库,既可以为其他学习者提供参考,又可以提高参与制作者的获得感和受认可感,从而激发学生主动学习的内在动力,促进学生积极投入下一部分的学习当中。

9. 通过作业测试刺激激发附属内驱力

作业是督促学生课下对学习内容进行复习回顾和熟练的重要环节。测试是检测学习效果，最直接激励学生的手段之一。合理地设置作业和考试的形式，针对学生的作业和考试做出正确及时的反馈，帮助学生对其学习效果的变化进行归因分析，都能促进其学习的内在动力。

我们通过布置以简单记忆、综合理解、能力提升为目标的多个类型的作业和测试，帮助学生掌握课程的重、难点，并通过优秀作业展示、班级同学互评等方式让学生在完成作业和测试的过程中既牢固了对知识的记忆、深化了对知识的理解，又获得了同学们和老师的认可，还提高了成绩，从而强化其学习的动机，激励其继续学习。

综上所述，由于线上课程的教学形式与传统教学不同，学生与教师的直接互动减少，学习过程中缺少有力的实时监督，故需深刻挖掘、细化学生的学习动机，合理激发学生的内在需求，提高学生通过学习得到的成就感、获得感，才能引导学生进行主动学习，保障线上教学活动的高效开展。在此过程中，需在以学生为中心的理念指导下，充分结合课程特点和学生心理特点，通过精心设计、目的明确、严谨实施、方式新颖有趣的教学活动在多个层次上有效激发学生的学习动机，使学生从被动接受者变为主动探索者，才能帮助学生掌握知识技能、提升能力、提升职业素养、建立正确的世界观、人生观和价值观，为日后步入社会打下坚实基础。

参考文献

[1] 施良方.课程理论——课程的基础、原理与问题[M].北京：教育科学出版社，2017.
[2] 姚利花，张占东.综合性高校在实践教学中培养新工科创新型人才的研究[J].教育现代化，2018（12）：1-2.
[3] JEREEB. Motivating students to learn[M].London: Routledge, 2013: 10-16.
[4] 邓芳.激发学习动机教学模式在生物学探究课题中的实践[J].生物学教学，2020，45（4）：58-60.
[5] 任心慧，阮彦伟.基于图式论探讨影视资料在高级英语教学中的作用[J].教育教学论坛，2018，4（16）：78-79.
[6] 王小龙.科技文献检索与写作课程问题导向式教学模式研究[J].大学教育，2020，6（9）：4-6.

任务驱动型的翻转课堂教学模式在"生物药剂学与药物动力学"教学中的应用初探

　　"生物药剂学与药物动力学"是两门独立的学科组合在一起，生物药剂学主要研究药物及其制剂在体内吸收、分布、代谢、排泄等的过程，并阐明药物的理化因素、剂型因素以及机体生物因素与药物疗效之间的相互关系；药物动力学是运用动力学原理，利用数学方法，定量描述阐明药物通过各种途径如静脉注射、口服给药等进入机体后的吸收、分布、代谢、排泄等过程的动态变化规律，并提出解释这种变化规律的数学模型。对生物药剂学与药物动力学的研究，在创新药物研究、药物制剂开发及体内质量控制以及在临床合理用药的指导等方面均发挥着不可或缺的作用。

　　在教学过程中，应将"以学生为中心"的教育理念渗透入日常教学活动中，"要以学生为主体，以教师为主导，充分发挥学生的主动性，把促进学生健康成长作为学校一切工作的出发点和落脚点"。如何推进生物药剂学与药物动力学的教学改革，在紧张有限的教学课时里，不仅仅保障教学任务的完成，而是重在提升学生的综合素质和创新能力，是高等教育深化改革的重要内容，也是打破以往传统封闭的、僵化填鸭式的教学模式向新型教学模式转变的源动力。本文就近几年中药学专业对生物药剂学与药物动力学课程的教学情况，将任务驱动型的"翻转课堂"教学模式应用于该课程的实践过程进行分析总结。

1. 我校生物药剂学与药物动力学的教学现状

　　由于该课程为多学科交叉，涉及药剂学、药理学、高等数学、生物化学等多学科的知识及技能，具有很强的综合性、复杂性、抽象性及实践性。该课程于第七学期开设，授课专业包括中药学等相关专业，该专业学生的医学基础课如解剖、生理学、药理学等由于授课学时短，基础相对薄弱，且与"中药药剂学"为同一个学期上课，因此，学生普遍反映该课程难度大，部分内容难以理解掌握，且我校对该课程的教学课时分配较少，因此，如何在现有课时情形下，注重以学生为中心，充分发挥学生的主观能动性，提高教学效果，成为该课程教学改革的核心问题。

2. "翻转课堂"教学模式与 PBL 教学方法简介

翻转课堂是充分体现以学生为中心的教学模式，是利用现有的信息技术手段重新规划课前、课上、课后的教学安排，通过知识传递、内化、巩固的次序颠倒安排以实现传统教学中的师生角色的翻转。该教学方法更加注重在完成具体任务的过程中培养学生的责任感和团队协作能力、提升学生进行自主拓展创新的意识和能力。

"任务驱动"教学法是在教学过程中，以富有趣味性、能够激发学生学习动机与好奇心的情景为基础，以与教学内容紧密结合的任务为载体，使学习者在完成特定任务的过程中获得知识与技能的一种教学法。该方法注重学生对知识的探求、构建的主动性，充分体现教师为主导、学生为主体的教育理念，尤其适用于综合性、实践性较强的课程。

3. 任务驱动+翻转课堂模式在生物药剂学与药物动力学教学中的应用

3.1 教学流程

针对以往传统讲授为主的授课过程中出现的问题，确定实施教学模式改革的章节内容，然后将该内容设定的总任务下达至事先分好的各实施小组，并明确目标和要求；于相关学习平台上传如教材、参考文献、视频、微课等供学生运用，由学生自主学习；给每个组设计一个可操作性的学习任务，由各组协做完成学习任务，制作 PPT，并由该组负责人在课堂上讲解、展示任务成果。教师在学生完成任务的过程中进行指导、检查，并对共性问题在课堂上进行统一解答；任务结束后，教师对该任务的实施过程及结果进行反思、评价，以便更好地进行下一轮的教学流程，流程见图 1。

3.2 理论教学

以非胃肠道给药的药物吸收为例，若以传统讲授法为主进行授课，由于课时限制，仅仅作为了解内容草草带过。但目前，在临床上非胃肠道给药的药品品种规格有许多，发挥着重要作用，且吸入性给药、经皮给药系统、经鼻给药等给药方式由于其各自的特点也越发受到药物研究者的青睐。为使学生更加深入了解该部分内容，又保证在限定学时内完成教学任务，因此，设计、组织以翻转课堂教学模式进行教学。

教师事先对该部分的基本内容以 PPT 形式制作课件，并充分利用学习网络资

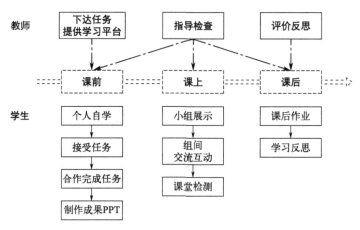

图 1 "任务驱动＋翻转课堂"教学流程图

源，搜集相关精品课程、视频、参考文献等资料放入学习平台，课堂检测及作业分别在课上及课后放入。根据教材内容分别列出五个任务，即注射给药、肺部给药、经皮给药、经鼻给药、直肠给药，要求各组分别列出该给药方式的药物吸收的优缺点、影响因素以及中药制剂在该给药途径方面的进展研究等内容。于课前一周将相关资料上传，将任务下达。

各组学生于课前进行该部分内容学习，并对任务进行讨论，由负责人进行组内工作部署、实施，共同完成下达的任务，制作成果 PPT。

课上，各组制定发言人进行成果展示，以答辩形式进行班内的交流探讨，最后由教师进行点评，并对共性问题进行解答，学生完成课堂测试。

课后，学生对成果展示的 PPT 进行修改完善，提交；完成课后作业。教师对各组任务的完成过程及结果进行评价，成绩纳入形成性评价中，并对整体完成情况进行反思，吸取经验以便更好地应用于下一轮教学实践中。

3.3 实验教学

以对乙酰氨基酚片的溶出度实验为例，分别选取三个不同厂家的相同规格的对乙酰氨基酚片（0.3g/片）、三个不同厂家的相同规格的对乙酰氨基酚缓释片（0.65g/片）共 6 个任务进行实验。

教师于课前一周将溶出度实验的相关资料以及制作的溶出度微课视频上传至学习平台，供学生自学，并将实验任务分发给各学习小组，每组完成一个厂家的一个规格的对乙酰氨基酚制剂的溶出度实验。

学生在实验课前各自学习有关溶出度的知识及药典中对固体制剂溶出度的要求，并于组内讨论，制定溶出度实验方案，完成实验设计，如实验原理、实验器材、实验步骤、含量检测方法、结果记录、数据处理等各环节内容。提交给教师，由教师对实验设计进行把关，并对实验注意事项进行讨论。

实验课上，学生进行实验，从对乙酰氨基酚标准曲线制作、模拟胃液配制、溶出仪参数设定、各设定时间点的取样、样品处理、含量检测到数据的处理，均由学生自行完成，教师仅仅负责从旁指导。实验结束后学生完成实验报告，并进行对乙酰氨基酚相同规格的组间对比，即不同厂家的相同规格的制剂溶出度比较。

课后，教师对实验过程和结果进行评价、总结，计入学生的形成性评价成绩中，此外，教师会给出一些开放性的思考题，如若进行某药物肠溶片的溶出度实验该如何设计？若检测片剂中的挥发油成分的溶出度实验该如何设计？针对特殊人群如胃动力不足的患者，需要测定某药物制剂在该特殊状况下的溶出度，又该如何设计实验？等问题供学生研究、讨论，使得学生对所学的知识进行总结、拓展和升华。

4. 结束语

以任务驱动＋翻转课堂教学模式进行教学实践后，在学生中间进行了问卷调查和访谈，大多数学生对这种新的教学方式非常满意，它从以前的传统被动接受知识的学习模式，转为以学生自身为中心、为主体的主动学习、自发研习的学习模式，并且学生有了更多参与课堂活动、展现自己风采的机会，显著提高了学生的自学能力、对信息的搜集与加工能力、分析问题、解决问题的能力；在完成任务后，有着不同以往的"只图掌握记忆"的成就感和自豪感。并且，在课上翻转课堂展示的小组成就的过程中，学生也反映以"答辩模式"进行组间交流互动，更能促进学生间的相互成长，成就展示、组间提问及答辩讲解和教师的补充促进并加深学生对相应内容的理解与掌握。

◆ **参考文献** ◆

[1]　林宁．生物药剂学与药物动力学［M］．4版．北京：中国中医药出版社，2017.

[2]　贾永艳，李民，祝侠丽，等．生物药剂学与药物动力学实验教学改革探索［J］．中国医药导报，2012, 9（11）：162-163.

[3]　吴军其，刘萌．"任务驱动"法在高校翻转课堂中的应用研究——以"网络教育资源设计与开发"课程为例［J］．现代教育技术，2015, 25（9）：58-64.

[4]　郑君芳，贺俊崎．"微课"与"翻转课堂"应用于生物化学教学的初步探析［J］．继续医学教育，2014, 28（11）：71-73.

[5]　李秀明，武怀生．"任务驱动"教学法的教学应用——《Word 图文混排》教学设计［J］．中国电化教育，2007（1）：88-90.

思维导图在"中药炮制学"理论教学中的应用

中药炮制学是在中医药理论指导下，研究中药炮制文献资料、理论、工艺、饮片质量标准及其发展方向的学科，是高等中医药院校中药学及相关专业的一门特色专业主干课程，具有浓厚的中医药文化内涵、实践性强、理论较为抽象等特点。该课程的主要特点是内容繁杂，与中医临床联系紧密，需要具有较好的中医药知识储备，专业词汇多而抽象，学生在学习时不容易理解，死记硬背又容易快速遗忘，导致学习兴致不高，从而影响课堂教学效果。在传统中药炮制学的理论教学中，大多以教师和教材为主，由老师通过课堂教学的方式把知识填鸭式地灌输给学生，导致课堂气氛沉闷而不活跃，学生感觉枯燥乏味，从而学习热情和学习效果欠佳。因此探索中药炮制学理论教学新的教学方法具有非常重要的意义。思维导图起源于20世纪60年代，是由英国心理学家托尼·布赞（Tony Buzan）首次提出的一种思维工具，广泛应用于演讲、做笔记、创意设想等领域。随着网络和信息技术的发展，这一教学工具现已被广泛引入中药学类相关专业的课堂教学，取得了一定的成效。此方法通过主题词的使用，能突出重点和难点，学生不必机械记忆教材内容；同时，教师授课形式也能做到多样化，课堂授课过程也更加具有条理性和流畅性。笔者在前期教学实践的基础上，将此方法应用于中药炮制学的理论教学工作，以便更好地提高课堂气氛、学生兴趣及学习效果，从而达到教学目的。

1. 中药炮制学在理论教学中面临的主要问题

中药炮制学是一门古老而又年轻的学科，历史悠久而独具中国特色文化，是数千年来中华民族用药经验的总结和理论升华，来源并服务于临床实践，是中医临床用药的特色之一。学好该课程，对于学生的中医药思维的培养具有非常重要的意义。但在实际理论教学过程中，存在以下几方面的问题。首先，从教学内容来讲：在理论学习过程中，需要学生具备较为丰富的中医药理论知识，比如中医学、中药学、中药鉴定学、中药制剂学、中药化学等，强行记忆的难度较大，往往需要在理解的基础上去归纳总结和记忆，对学生的知识储备要求较高；在教学实践中，不同的炮制方法与技术在不同的药物中应用既有相似性，又有区别，同一种药物又存在不同的炮制方法而具有临床功效各异的炮制品种，难以规划统一，知识点零散而不利于学生理解与掌握。其次，从教学方法讲：教师往往采用传统的讲授式课堂教学，学生处在被动接受的角色，独立思考的机会较少，不利于学生思维的发散。再次，从教学形式上看：大多采用多媒体技术结合板书教学，对学生的注意力要求较高，不利于知识的有效传输。所以不论是教师层面，还是学生层面，均导致目前的理论教学效果不佳，停留在完成教学任务而不注重教学效果，因而急需采取一些新的教学方式来改变现状，虽然取得了一些成效，但还有诸多方面需要去改进和提高。思维导图这一工具应用于中药炮制学理论教学还尚未见报道，值得去探索和实践。

2. 思维导图在中药炮制理论教学中的应用

2.1 中药炮制学教学难点分析

中药炮制学理论教学分为总论和各论部分。总论围绕中药炮制的发展脉络、基本理论、基本知识与技能等进行阐述；各论部分采取炮制工艺与不同辅料相结合的分类方法，列举了临床常用的中药品种，从炮制历史沿革、炮制方法、质量要求、炮制作用及炮制机制研究等方面进行讲解。其中炮制方法和炮制作用是重点，质量要求和炮制机制研究是难点。由于火力和火候的判定具有一定的主观性，从而导致成品性状会有差异，增加了辨识的难度，同时，质量要求涉及中药鉴定学相关知识，要求学生能融会贯通。炮制机制涉及中药化学相关的基础知识与原理。教材一般收载200余种常用中药，学习起来有一定的难度，光靠死记硬背的学习方式，达不到预期的学习效率。虽然教师的重点讲授及多媒体手段应用，能突出部分重点和难点，但是学生获得的知识点是比较零散的，且没有经过思维加工，容易遗忘，也达不到触类旁通的效果。在中药炮制学理论教学中引入思维导图这一工具，教师通过学情分析，突出重点和难点，给学生提供纲要性的词语，将教材章节内容的总结交给学生去完成，提高其归纳总结的能力，在总结中记忆，避免了机械记忆老师给出的知识点。

2.2 思维导图的优点

思维导图的优点是能将发散性思维具体化和可视化，做到中心突出，层次结构分明，容易理解和可操作性强。绘制过程也比较简单，通常选取一个中心关键词，再以此为中心向四周放射，下一级分枝由线条进行连接和拓展，直至最小知识单元。通过把具体章节内容的知识点以网络的形式连接在一起，同时可以采用不同的颜色、标识与线条进行重点或难点的标记，从而呈现出清晰的知识网络图，做到一目了然。思维导图可以手工绘制，也可以选择制作软件。在实践过程当中，发现不同的软件各有其优缺点，最终选择上手容易、免费的 FreeMind 软件，其思维导图的格式丰富，比较适合于中药炮制学的思维导图绘制和辅助教学。

2.3 中药炮制学理论教学中的应用

以具体章节内容为例，详细阐述思维导图在理论教学中的应用。

（1）在"绪论"中的应用。中药炮制学绪论的内容有三大部分：其中概述介绍了中药炮制及中药炮制学相关概念、中药炮制学的三方面基本任务和中药炮制学与其他学科的关系；中药炮制的发展史主要是学科的起源与发展；与炮制相关的法规包含国家、部颁标准和省级炮制规范，体现了依法炮制的思想。以 FreeMind 软件绘制思维导图为例：首先，选取"思维导图"结构，以"中药炮制"作为中心主题放在中央，作为中药材与中药饮片的必经环节，具体操作包含净制、切制或炮制，得到饮片后，经过质量控制检验合格后，规范包装，流通市场，用于临床调剂或制剂，这是一条主线。然后围绕这一中心开始向四周画 3 个分枝，分别标上"概述""发展史"以及"法规"。然后，在每个分枝上再做分枝，如在"概述"的分枝上向四周画出 3 个分枝，分别标上"中药炮制的定义""中药炮制学的定义""中药炮制学的基本任务"，最后在"中药炮制学的基本任务"的分枝上向四周画出 3 个分枝，分别标注上"研究炮制原理""改进炮制工艺"和"制订饮片质量标准"。以此类推，再分主题为中心向四周画出分枝并填写内容，不断延伸，细化知识点。在绘制过程中，可以将重难点用自己喜欢的符号或颜色进行标识，做到一目了然。进入思维导图界面后，可以通过加号或减号按钮任意切换选择学习内容。见图 1。

（2）在"中药炮制基础理论"章节的应用。中药炮制基础理论是中医药理论的重要组成部分，它来源于临床实践，也最终为临床服务，最终目的是为临床提供合格的炮制品种，确保临床疗效的安全有效。是对中药自然属性、炮制辅料性质、炮制作用进行总结，并将中药药性、配伍理论和五行学说等有机结合，归纳总结炮制作用与临床疗效的内在规律。也是中药炮制技术的不断发展和中医药学家对不同炮制品炮制作用认识的不断深入而形成与发展的。在具体理论内容章节部分，包含炮制适度理论、药性理论、辅料作用理论、生熟异用理论和炭药止血理论。每一个具体的理论又包含定义、历代关于具体炮制理论的本草记载和具体药味典型炮制实例等。以"炮制基础理论"为中心，围绕上述五方面的中心意思，再进行思维发散，最终涵盖各个知识点及典型的药味、炮制实例等。通过思维导图，可以清晰地将中药炮制基础理论内容进行类比和归纳记忆。见图 2。

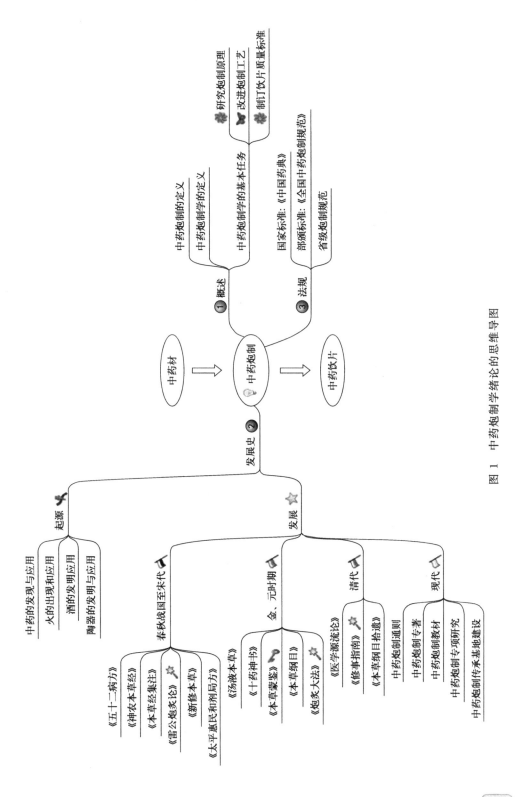

图 1　中药炮制学绪论的思维导图

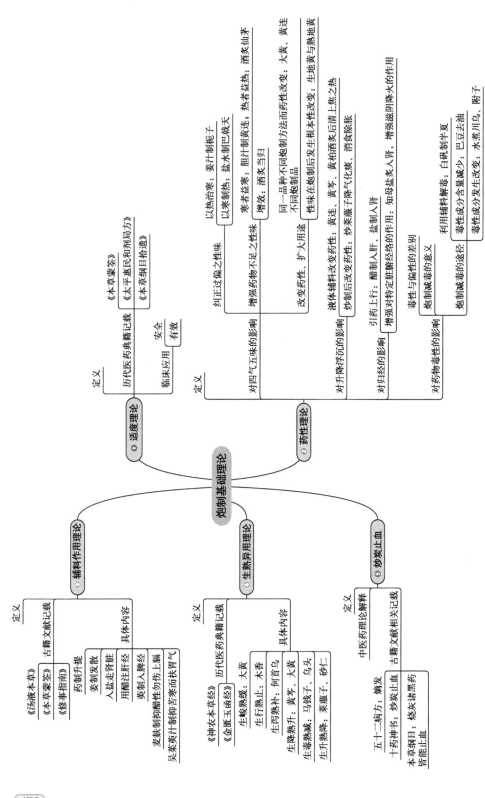

图 2 中药炮制基础理论思维导图

（3）在"炙法"章节的应用。在"各论"部分，以其中的"炙法"章节为例，阐述思维导图在理论教学中的具体应用。因为该章节内容涉及的药味较多，且在临床应用的频次较高，需要学生去重点掌握。首先，炙法的定义是将净选或切制后的药物，加入定量的液体辅料拌炒，使辅料逐渐渗入药物组织内部的炮制方法。按照所用液体辅料种类的不同，具体可以分为酒炙、醋炙、盐炙、姜汁炙、蜜炙和油炙六大类。每一部分又介绍了定义、炮制目的、操作方法及注意事项，然后每一部分又以代表药味为例，从处方用名、来源、炮制历史沿革、炮制方法、质量要求、炮

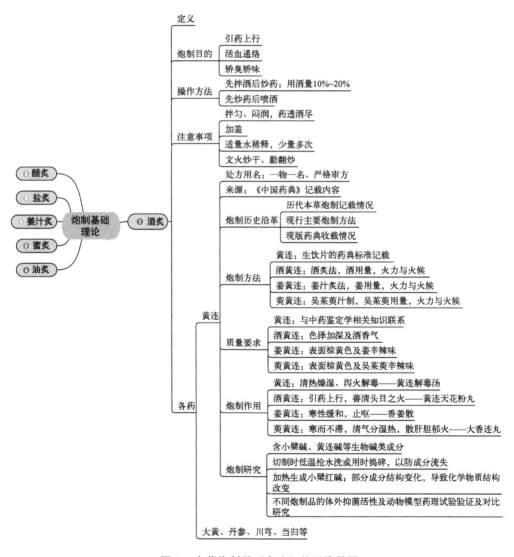

图 3　中药炮制学"炙法"的思维导图

制作用及炮制研究等方面进行介绍。通过思维导图，可以将共性规律进行总结，又能突出显示各味药的重点和难点，通过思维导图的应用，能形成一个完整的相互联系的知识体系，加深对知识点的理解与掌握。以酒炙法和代表药味——黄连为例，进行思维导图的绘制及具体应用。其中酒炙的注意事项、黄连的不同炮制品种的炮制方法和炮制作用是重点，其炮制机制研究是难点，在思维导图中可以应用不同的符号加以标识。具体涉及的关联学科，用不同的颜色和线条都进行了关联。见图3。

3. 结束语

传统的教学模式是以教师和教材为主体，通过思维导图这一教学工具可以成功地将学生转化成学习的主体，提高自主学习的积极性。将图文结合的思维导图工具应用到中药炮制学理论教学当中，既可以丰富教师的授课方式，有利于具体章节内容中重点难点问题的详细讲解，做到有的放矢，也有利于提高学生对该学科的学习兴趣，拓展思维和启发思考，增强师生之间的互动，营造气氛活跃的课堂学习环境，帮助学生更好地理解和掌握整个中医药知识体系。

在中药炮制学教学中，涉及中医药学多学科知识的交叉融合，思维导图可以帮助学生更好地理解知识之间的关系。目前，以思维导图为中心的教学方式在国内中医药高等院校仍处于探索阶段。在后续的教学实践中，教师应该进一步加深对知识点的理解，寻找内在联系及规律，绘制更加具体易懂的思维导图；同时，如何引导学生应用思维导图方法，提高学习效率，也是亟须解决的问题。因此，如何更科学地运用思维导图构建中医药类专业的知识框架，找出切合度高的主题关键词，从而发散思维，综合全面地提高学生学习效率以及教师的教学效果，在形式和内容上都值得进一步研究和实践。

◆ **参考文献** ◆

[1] 王云.怎样做思维导图[J].发明与创新（综合版），2006（8）：9-10.

[2] 何文静，孙芸，马红梅，等.思维导图在《中药化学》课程的应用探索和启示[J].广东化工，2021，48（15）：284-285.

[3] 白赟，李茹超，严文允，等.基于方药融合探讨思维导图在中药学和方剂学教学中的应用[J].中医教育，2021，40（05）：46-50.

[4] 王艳艳，康杰尧，李廷利，等.思维导图在中药药理学教学中的应用[J].药学教育，2020，36（4）：49-53.

[5] 吴文如，谭新宁，来慧丽，等.思维导图在中药鉴定学教学中的应用[J].时珍国医国药，2019，30

（2）：465-468.

［6］ 高红梅，曹文正，苏文龙，等．基于自主学习模式下思维导图在中药炮制教学中的应用［J］．教育现代化，2019，6（48）：176-177.

［7］ 刘蓬蓬，史辑，高慧，等．以"学生为中心"的中药炮制学课程教学改革与探索［J］．药学研究，2021，40（8）：521-523.

［8］ 陈智，杨龙，张超．多学科交叉融合的中药炮制学教学改革探索［J］．时珍国医国药，2021，32（3）：734-735.

"双思维"理念指导下的"中药药剂学"课程教学初探

中医药文化作为我国优秀传统文化的重要组成部分，其优势与特色是不可替代的。尤其是现阶段，我国高度重视中医药文化的传承与发展，中医药产业得到快速发展，同时在公共卫生体系中的作用也日益突显。中医药传统理论和技术的特色与优势，是对中药方剂传统制备工艺的传承。中医药事业的发展需要传承经典，也离不开创新，要紧密结合学科前沿，充分利用科学研究中的新成果和新发现，引导学生思考如何应用现代科学研究的新技术和新方法更好地服务于中医药事业，也就是在中药药剂学课程的教学中要坚持"双思维并重"的理念，即中医药思维与科学思维相结合的教育理念。通过本课程教学，旨在引导学生掌握中药药剂学的基本规律，培养学生理论联系实际的能力，培养合格的中药人才，为中药事业的现代化做出应有的贡献。结合中药药剂学课程的特点，主要从以下几个方面着手，探讨基于双思维并重理念的中药药剂学教学，为该课程的教育教学改革提供参考。

1. 夯实中医药理论基础，吸取传统经典精华

在中药药剂学课程教学中，要巧妙自然地将中医药思维融入到课堂教学中，首先应清楚何为中医药思维？如何提升教师自身的中医药理论水平和双思维理念？中医药思维是指以中华民族传统文化为背景，以中医药理论为依据，在对生命活动、疾病规律，药物的发现、使用和作用规律的认识过程中，建立、形成的一种经常性作用的思维习惯与方式。中药药剂学是一门综合性、实践性很强的课程，与多个中药学专业的专业基础课程关系密切，包括中药学、中药炮制、中药化学、中医基础理论等。因此，就要求教师自身的中医药理论知识扎实，首先，要熟练掌握中药学专业相关的专业课程内容，以便在教学中实现不同课程的相互支撑、融会贯通；其次，要加强对中医药经典著作的研读，如《黄帝内经》，其提出了"君臣佐使"的组方原则，也记载了汤、丸、散、膏、药酒等不同剂型及其制法，通过贯穿在教学中这些内容的学习和研究提高学生对中药制剂发展史的认识。

2. 彰显中药药剂学课程的中医药思维特色

在中药药剂学教学内容中，对于传统剂型的介绍是中药药剂学中独具特色的内容。虽然中药传统剂型由于现代科技发展也存在一些局限性，但能充分体现中医药文化内涵，对于继承传统医药文化精华，培养学生中医药思维方式具有重要意义。中医药院校在教育上应承继"传承经典、实践创新、发展融合"的要求，重视中医药思维，不但能促进学生主动归纳专业知识、理清知识结构、促进传统文化素养的提升，又能对中药药剂学传统制剂技术的发扬与革新奠定基础，从而增强学生对中药传统制剂技术的兴趣和自信。例如在介绍水丸的制备时，水丸的辅料包括水、酒、醋、稀药汁等，这些辅料在水丸制备过程中既起到赋形剂的作用，同时与方药发挥协同作用，这就体现了传统中药制剂辅料选择的核心思想，即"药辅合一"的思想，同时这也是中医药理论中整体观的体现；同时，引入"雷允上六神丸"这一经典水丸案例，该制剂的制备工艺已被列入国家非物质文化遗产项目中，从而提高学生的学习兴趣，增强其对中医药传统文化的自信。

3. 传承与创新并重，注重科学思维的培养

中药学专业的培养目标是培养适应社会主义现代化建设和中医药事业发展需要的，具备中药学基础理论、基本知识、基本技能，掌握一定的人文社会科学、自然科学，具有良好思想道德、职业素质、创新创业意识和社会服务能力的毕业生。掌握相应的科学方法，具有自主学习和终身学习的能力，达到知识、能力、素质协调发展。

3.1 改进教学方法，提高学生综合素质

坚持以学生为中心的教育理念，不断改进教学方法，培养学生自主学习、主动学习的能力。避免传统满堂灌的教学方式，课堂教学氛围较为枯燥，互动少，学生不愿思考与接受新知识，缺乏学习积极性，学习效率不高，容易产生厌学心理；教师对学生产生的问题难以进行及时的指导与建议，无法获知学生对知识点的把控水平，进而影响教学效果。随着当前高等教育教学改革的不断推进，相继提出了一些新的教学方式，例如 PBL 教学（problem-based learning，PBL）、微课教学、翻转课堂、案例教学模式等逐渐应用于线下与线上教学中，还有新兴的教学方法如 PI 教学法（Peer Instruction）、POGIL 教学法（Process-Oriented Guided-Inquiry Learning）等，这些教学方法都从不同程度上提高了学生的参与度和学习的主动性，同时也利于培养学生主动探索真理、严谨务实的科学态度和思维方式。

3.2　关注学科前沿，以科研促教学

在教育教学中，要注意引导与塑造学生的科学思维能力，将中药制剂新技术、新剂型的发展与授课内容有机衔接，提高学生的学习兴趣和科学创新意识，旨在让学生形成科学的思维、严谨的求知态度，对知识深入理解。教师在讲授课程时不只是传授书本上的理论知识，同时也将科研思路、科研成果与方法等传授给学生，注重学生科学思维的培养。教师在教学中可根据教学内容将科研项目中所取得的成果及方法融入其中，充分利用课外资源，引导学生阅读与课程相关的国内外最新研究报道等，鼓励学生整理文献，分析科研思路、积极参与教师的科研项目、积极申报大学生创新创业训练项目等，提高实践动手能力和主动分析问题、解决问题的能力。

如以中药丸剂的知识点为例开展教育教学改革。

（1）结合中医药传统理论介绍丸剂。丸剂作为一种中药传统剂型，按照所用的赋形剂不同可分为水丸、蜜丸、糊丸、蜡丸等。"燕赵医学"的著名医学家代表之一李东垣，在《用药法象》中提到："丸者缓也，不能速去病，舒缓而治之"。这些论述与现代药剂中的缓释理论相一致，且这些传统丸剂一直沿用至今，说明其具有不可替代的重要价值，体现了中医药传统文化和技术传承的重要性。同时，随着现代科学研究的进步，丸剂得到了创新和发展，除缓释型丸剂外，还有发挥速释效果的丸剂，即滴丸。

（2）案例导入：速效救心丸，属滴丸剂型，服药方式为舌下含服，是冠心病或心绞痛患者常备急救药。设置疑问：速效救心丸为什么能快速发挥药效？引发学生思考，激发求知欲。让学生知道速效救心丸之所以快速发挥药效，一方面是因为通过舌下丰富的静脉丛可快速吸收药物；另一方面，要求药物的有效成分必须能快速从药丸中释放出，这样机体才可快速吸收，达到速效的目的，这就取决于滴丸这一剂型的优势。到底何谓滴丸？如何制备？滴丸一定是速释的吗？学生带着强烈的求知欲，进入滴丸内容的学习中。

（3）滴丸制备微课视频：滴丸主要采用滴制法制备，与其他丸剂剂型制备方法不同。首先通过实验室自制滴丸的微课视频，让学生对滴丸的制备过程有一个直观认识，然后再讲解滴丸的制备工艺和特点，便于学生对新知识的理解。同时也可设置互动环节，培养学生理论联系实际、主动分析和解决问题的能力。

（4）采用对比法和启发式教学方法，引导学生将滴丸的特点与前面的传统丸剂特点比较学习、解答疑惑。从剂型方面考虑滴丸的优点：和普通剂型相比，有着速效、高效以及缓释、长效的特点，这主要与所选用的基质及治疗目的有关，因此滴丸不仅仅有速效型，也有缓释型。从前面速效救心丸的案例中，已知滴丸具有速效

和高效的特点，那么滴丸速释的机制是什么呢？主要利用一种现代中药制剂的新技术——固体分散体，药物在基质中以分子、胶体或微晶状态高度分散，溶出速度和吸收速度加快，因此起效迅速、生物利用度高。另外，以非水溶性基质制成滴丸，属于骨架型缓释制剂，药物释放缓慢，作用持久，体现缓释、长效的特点。以上内容实现了传统中医药理论与现代药物制剂新技术的完美结合，使学生意识到在传承的道路上，创新和探索的科学精神同样十分重要。

综上所述，中药药剂学作为中药学专业的关键课程，其知识点较多，综合性较强，学生掌握程度参差不齐，目前应用双思维理念指导教育教学改革，同时适当利用现代教学方法经过不断摸索，对于推动中药药剂学课程教学改进具有一定积极效果。以中医药思维为教学基础，结合现代科学思维方法实现教育教学的改良，逐步实现以学生为中心、使学生加深对中药药剂学课程内容的理解，积极主动参与到课程的学习中，形成中医药思维，增强中医药文化自信；同时引导学生学会用现代科学思维分析问题、解决问题，勇于创新进取，从而提高学生的综合素质水平，为我国中医药事业的传承与发展贡献力量。

◆ 参考文献 ◆

[1] 赵乐，时博，马利刚，等. 通过教学设计培养中药学专业学生的双思维 [J]. 中国中医药现代远程教育，2017，15（03）：19-20.

[2] 张纯刚，孟营，程岚，等. 基于PBL教学法和中医药思维的《中药药剂学》教学研究与实践 [J]. 时珍国医国药，2019，30（12）：2993-2995.

[3] 杨明. 中药药剂学 [M]. 4版. 北京：中国中医药出版社，2016.

[4] 高远，杨芳芳，缪艳燕，等. 中药药剂学传统剂型教学新思路的探索 [J]. 中医教育，2020，39（01）：55-57.

[5] 廖婉，傅超美，赵萱. 中药药剂学"方-证-剂-道"特色教学模式的构建与实践 [J]. 中国实验方剂学杂志，2019，25（11）：198-202.

[6] 王潇潇. POGIL教学法在医学领域的应用研究进展 [J]. 教育教学论坛，2020（52）：270-272.

[7] 匡海学. 中药学专业人才培养改革问题的思考 [J]. 中医杂志，2015，56（16）：1355-1358.

[8] 王英姿，杜守颖，吴清，等. 基于PI教学模式的中药药剂学教学改革探究 [J]. 卫生职业教育，2020，38（06）：32-34.

翻转课堂结合案例法在"中药药剂学"课程教学中的应用

　　中药药剂学课程是中药学专业学生在本科阶段必修的一门十分重要的专业基础课程，由于这门课程在教学过程中与科学实践的联系尤其紧密，学生们容易出现理论与实践脱节、参与度和积极性不高的问题。如何在教育部推行"课堂革命"的宏观背景下，革除知识本位、教师为主体的弊端，提高课程教学效果，是目前教育教学从业人员亟须解决的关键问题。而翻转课堂的应用有助于培养具备基本理论知识、并能运用相关理论指导研究实践的中药学人才，同时案例教学法的引入可以起到提高学生分析问题和解决实际问题的能力，改进教学效果，促进学生对课堂理论的理解和实践能力的培养。

1. 翻转课堂结合案例教学法在中药药剂学课程教学中的重要性

1.1　中药药剂学课程特点及侧重方向

　　中药药剂学学科是根据中医药理论，采用现代科学技术与手段，研究中药药剂在疾病预防及临床使用中可能涉及的生产技术、质量控制、安全用药和临床疗效等方面的综合型应用技术科学。中药药剂学课程的学习除了需要用到中药学基本理论，还涉及中药化学、中药药理学、中药分析学等二级学科的专业基础知识。因此，选择合适的方法将这些理论知识作为基础融汇在中药药剂学的课堂教学中，确保系统知识的完整性是十分重要的。同时，中药药剂学的学习具有分散性，不仅涉及车间工艺筛选、质量控制要求等内容，还包括临床使用安全及疗效等方面。课程涵盖内容多，且复杂琐碎，学生们识记起来有一定的难度。这门课程相比于其他学科，其与中药制剂车间生产和临床用药的关系更加密切，不仅重视学科的理论性，还更加强调应用性和与实际生产的联系。这些提示中药药剂学专业的教师应该采取多种教学方法相结合，优化课程设计，加深学生们对课程的理解。

1.2　翻转课堂结合案例教学法在中药药剂学课程中的优势

　　翻转课堂即"Flipped Classroom"或"Inverted Classroom"，是指教师不再占

用课堂的宝贵时间来讲授信息，将学习的决定权转移给学生，学生可以利用多媒体、信息网络化等多重手段获取知识，同时可与别的同学讨论，教师也会有更多的时间与每个学生交流，实现个性化学习。这种方式使学生能够自主规划学习内容、节奏，学习风格和呈现的方式，属于大教育运动的一部分。此外，国外各大学对案例库早有研究，比如哈佛大学，所有的课程都采用案例教学，商学院的学生两年中要学习400～600个案例，案例教学已成为哈佛大学教学的突出特色和鲜明品牌。通过对国外案例库教学法的研究发现，建立案例库有利于把理论教学与实践教学衔接起来，有利于增强学生的综合能力。而中药药剂学专业课程在课堂教学过程中与科学实践的联系十分紧密，尤其适用案例教学法，具有提高药学专业学生运用所学的理论知识分析和解决实际问题的能力，充分发挥学以致用的专业课程优势。翻转课堂结合案例教学法可以加强学生自主学习和实践能力的培养，以及通过经典案例的引入，针对不同剂型在制备过程中容易遇到的问题和提出的解决方案进行深入探讨。

2. 翻转课堂结合案例教学法在中药药剂学课程教学中的应用

2.1 课前环节

翻转课堂在于翻转了课堂，推动教师的"教"转变为学生的"学"。因此，必须先制定好课前的准备环节。教师或教学团队先制订好导学计划，如中药药剂学课程中粉碎、筛析、混合章节，可以将各单元操作的目的及原理、常用的方法、常用机械的构造、性能与使用保养方法分别列为独立的知识单元，每个单元辅以问题导入、图片、动画、视频等教学手段及其他拓展性资源。其中，粉碎、筛析、混合的目的及原理部分可结合粉体学部分内容让学生进行有针对性的自主预习和学习；常用的单元操作方法可列举经典案例，从生活中或实验室中寻找举例说明；常用的粉碎设备包括柴田式粉碎机、万能磨粉机、球磨机、流能磨、振动磨等，可采用图片、动画以及视频等形式将各粉碎设备——呈现，形象、生动、直观，便于学生理解与记忆。教师要及时了解学生们预习和学习的基本情况，可采用软件学习签到、评分等方法掌握情况，也可进行学习分区，每一部分的分区模块设置学习重点、难点及任务列表，根据任务完成情况给予一定分值，促进学生学习积极性，也便于学生们自主地、有重点地进行学习。

2.2 课堂学习

翻转课堂转变了教师的角色，推动其从"教学工作者"转向"课程工作者"。课堂学习中，可将学生分为若干个学习小组，组内在课下不能解决的疑难问题在课堂上可由组间进行互助合作解决。若所有小组均不能解决的问题则由老师在课堂上解决，根据班上学生的实际学习情况，教师要进行适度的拓展和延伸。此外，学生们也可根据案例库进行小组讨论，分析案例，教师适当组织案例分析微测试以便学生们将知识点练习和巩固。同时，教师可将学生们普遍存在的疑难问题进行梳理总结，针对不同的观点可以由学生们自由辩论，各抒己见，将自主学习能动性发挥到最大限度。

2.3　课后总结

翻转课堂结合案例教学法的最终教学目的是启发和引导学生将所学知识进一步应用到科学研究或者生产实际中遇到的问题当中。通过具体案例的分析和探讨，教师们应该进行课后反思，总结归纳知识点，梳理各小组解决问题的思路、讨论的优势与不足之处，以及小组成员之间的互助情况，可对教师们进行有针对性的达标测试。另外，在案例构建和应用的实践过程中，通过案例的共享和经验的交流，也能够促进相应教师教学水平和能力的提升。

3. 结束语

翻转课堂结合案例法在中药药剂学课程教学中，以学生为主体的同时，列举中药制剂生产及质量控制中遇到的典型问题及解决措施，按照不同的制剂类型和技术方法，以模块的形式构建中药药剂学教学案例库。以往学生们课程的学习大多属于"填鸭式"的传统教学模式，以教师、教材知识和课堂教学为中心（简称"老三中心"），只重视知识的灌输，学生的主动性、积极性、创造性发挥的较少，使得教学效果得不到有效的反馈。新教改模式下，学生们对新型课堂模式的适应性还需要进一步用数据进行研究，同时，并非所有的课程都适合用翻转课堂进行呈现，所有的案例库也并非一成不变的，需要教师们不断总结，大胆尝试和创新，走出一条有特色的课堂模范教学之路。尤其对于翻转课堂结合案例法在中药药剂学课程的应用，如何健全知识体系与综合测评标准，如何将学生与教师联系更为紧密，还有待进一步研究。

◆ 参考文献 ◆

[1] 张新佶，吴骋，王睿，等．翻转课堂结合案例教学在医学科研设计教学中的应用及思考 [J]．教育教学论坛，2018（28）：227-228.

[2] 彭买妓，杨琼梁，袁佳敏，等．生物药剂学与药物动力学微课结合翻转课堂教学探讨 [J]．基础医学教育，2016，18（09）：760-762.

[3] 马莉，龚慕辛，王满元，等.PBL结合案例法在中药药剂学教学中的应用 [J]．卫生职业教育，2019，37（05）：60-61.

[4] 梁健钦，李世杰，黎芳，等．《生物药剂学与药物动力学》实验教学改革的几点思路 [J]．大众科技，2018，20（11）：76-78.

[5] 王艳玲，张晓娟，王永杰，等．浅谈案例法教学在《化工安全技术》课程中的应用 [J]．广东化工，2018，45（17）：191-194.

案例分析法在"中药化学"教学中的探索

案例分析法，又称为个案研究法，是由哈佛大学法学院克里斯托弗教授于1880年创立的一种教学方法，后被哈佛商学院用于培养高级经理和管理精英的教育实践，并逐渐发展为今天的"案例分析法"。案例分析法利用生产生活中的案例引出问题，要求学生利用所学知识对问题进行探索，并从问题中发散思维，提高分析问题、解决问题的能力。在案例分析教学中，案例是基础，合适的案例是教学成败的关键，而案例在选择上应该符合相关性、实践性、真实性和启发性的要求。

中药化学是一门结合中医中药基本理论和临床用药经验，主要运用化学理论和方法及其他现代科学理论和技术等研究中药化学成分的学科，研究内容涉及中药有效成分的化学结构、物理化学性质、提取、分离、检识和结构鉴定，是中药学专业的一门重要的专业基础课程。由于中药化学的教学内容繁杂，各类中药有效成分需记忆的知识点较多，在传统的中药化学教学中，教师授课的重点往往集中在大纲要求的书本内容上，要求学生死记硬背，而忽视了对学生通过理论解决实际问题的能力的培养。因此，如何在中药化学教学中培养学生理论联系实践的意识，提高学生的学科思维能力，是目前中药化学教学亟待解决的问题。笔者在中药化学教学中，引入了与生活和科研相关的案例，组织学生在课上、课下进行案例分析。下面通过两个中药化学教学中使用的案例，进行案例教学法的剖析。

1. 人参皂苷 Rg_3 的提取、分离流程

1.1 背景介绍

人参皂苷 Rg_3 是人参的有效成分，是我国开发并拥有完全自主知识产权的第1个中药单体 I 类抗癌新药。国内开发的以人参皂苷 Rg_3 单体为主要活性成分的参一胶囊，已由国家药品监督管理局批准上市。研究表明，人参皂苷 Rg_3 具有提高机体免疫力、诱导肿瘤细胞凋亡、抑制肿瘤细胞增殖和肿瘤新生血管生成和抗肿瘤转移等作用，故近年来临床常将其应用于多种肿瘤的辅助治疗。

1.2　发现过程

人参是传统的中草药，已有上千年的药用历史，被《神农本草经》列为上品，有"补五脏、除邪气、轻身延年"之作用。人参含有多种成分，包括人参皂苷、多糖、萜类、维生素、氨基酸、寡聚肽及无机盐等。人参可以对身体虚弱的患者起到补血补气的作用，同时人参对于一些癌症患者有一定的延长生存期的作用。对人参中的化学成分进行提取、分离、结构鉴定和药理活性研究，发现人参皂苷 Rg_3 对多种癌症具有较强的抑制作用。

1.3　人参皂苷的提取方法

（1）加热提取法。包括煎煮法、回流提取法、微波提取法和仿生提取法。分别介绍各类方法的提取原理、条件和适用范围。其中煎煮法是最常用的中药提取方式，利用水作为提取溶剂，将药材用水煎煮沸腾进而得到该药材的煎煮液，可以提取各类人参皂苷。常用于提取极性较强的原人参三醇型皂苷 Re、Rg_1、Rf 等。回流提取法以多种有机溶剂作为提取溶剂，混合不同溶剂可以改变溶剂的极性和沸点，从而得到适合提取不同极性人参皂苷的溶剂。微波提取法和仿生提取法通过视频演示操作方法。

（2）冷提法。包括渗漉法，超声提取法，超临界流体萃取法。渗漉法将中药粗粉装于渗漉筒中，先浸后渗，不断添加溶剂渗过药粉，从渗漉筒下端不断流出渗漉液。提取人参皂苷时常用水或稀醇作为提取溶剂。相较于热提法，具有不破坏热敏性成分的优点，但缺点则是所需提取溶剂体积较大，提取时间较长。采用多媒体演示的方法介绍超声提取法和超临界流体萃取法。

1.4　人参皂苷的分离方法

介绍各类色谱分离方法，重点介绍硅胶吸附色谱法。硅胶色谱的原理是利用吸附剂对被分离化合物分子的吸附能力的差异进行分离。当流动相流经固定相，各化学成分不断发生吸附-解吸附过程，不断放大各成分与固定相吸附能力的差异，从而完成分离。硅胶做吸附剂可用于分离各类弱酸性或中性物质，特别适用于极性不同的各类人参皂苷的分离。

1.5　介绍人参皂苷 Rg_3 的提取分离流程

分析人参皂苷 Rg_3 的结构，启发学生根据已有的知识，探究人参皂苷 Rg_3 的分离方法，并不断用之前学习的内容进行印证。最终，引导学生设计出适宜的提取分离流程：人参的有效部位人参根，以有机溶剂甲醇提取数次，合并提取液；提取液浓缩后，加水，用氯仿萃取，除去脂溶性杂质，人参皂苷混合物残留在水相；水相以正丁醇萃取数次，除去水溶性杂质，人参皂苷残留在正丁醇相；正丁醇浓缩至干后，通过硅胶柱色谱纯化，得到纯品人参皂苷 Rg_3。

2. 聚酰胺色谱分离黄酮类化合物

2.1　黄酮类化合物的分离方法简介

黄酮类化合物的分离方法主要包括溶剂萃取法、pH 梯度萃取法和色谱法。溶剂萃取法主要用于分离极性差异较大的黄酮苷和黄酮苷元；pH 梯度萃取法则用于分离酸性强弱不同的黄酮类化合物。然而，对于极性和酸性差异不大的黄酮类化合物则更广泛的采用色谱法进行分离纯化。黄酮的分离可以采用常用的硅胶柱色谱法，而对于黄酮苷和黄酮苷元的混合物则更多的用聚酰胺色谱分离。

2.2　聚酰胺柱色谱的氢键吸附原理及特殊案例

聚酰胺色谱的固定相是由酰胺聚合而成的一类高分子化合物，按照分子量的不同可以分为锦纶-11、锦纶-46、锦纶-1010 等不同种类，这些高分子的结构中都具有酰胺基团，而酰胺中包含了氢键受体羰基和氢键供体氨基，因而聚酰胺可以和不同结构的化合物形成氢键结合，根据不同成分与聚酰胺色谱结合能力的不同完成分离，这就是聚酰胺色谱的氢键吸附原理。根据氢键吸附原理，化合物与聚酰胺色谱的结合能力取决于其形成氢键能力的强弱，在含水溶剂系统中，化合物与聚酰胺形成氢键的能力满足以下规律：①化合物结构中可形成氢键的结构越多，吸附能力越强；②形成氢键的能力与取代基的位置有关，例如同样是二羟基酚，吸附能力满足间二羟基酚＞对二羟基酚＞邻二羟基酚；③化合物中芳香环、共轭体系越大，吸附能力越强；④形成了分子内氢键的化合物，吸附能力较弱。根据上面的规律，我们可以对不同结构的黄酮进行分离，然而，当用聚酰胺色谱分离黄酮苷和黄酮苷元时，却产生了不符合上述规律的案例：以含水洗脱剂分离黄酮苷和苷元的混合物，按照氢键吸附原理，黄酮苷结构中具有更多的氢键供体羟基，理应与聚酰胺吸附能力较强，比黄酮苷元后出色谱柱，然而实际情况却是黄酮苷元相较于黄酮苷后出色谱柱。

2.3　聚酰胺色谱特殊色谱行为的剖析

引导学生对聚酰胺色谱分离黄酮类化合物的案例进行分析，并引出聚酰胺色谱的双重色谱原理：当用含水流动相洗脱时，聚酰胺色谱可看做非极性固定相，色谱行为类似反相分配色谱，所以极性大的黄酮苷类先洗脱下来，极性小的黄酮苷元后洗脱下来；当用有机溶剂洗脱时，聚酰胺色谱可看做极性固定相，色谱行为类似正相分配色谱，所以极性小的黄酮苷元先于极性大的黄酮苷洗脱下来。后续通过科研中槲皮素和芦丁的分离实例，让学生自己基于双重色谱原理设计二者的分离流程图，学以致用，进一步巩固聚酰胺色谱的双重色谱原理。

3. 结束语

案例分析法要求教师精选案例，案例来源可以是生活实践，也可以是实验现象和科研问题，在保证教学内容和真实性的前提下，力求案例生动有趣，能够吸引学生深入研究学习。案例分析法应用于中药化学教学，其根本目的是将书本知识联系实际，提高学生逻辑思维和科研思维能力，因而需要在教学过程中培养学生的创新精神与创新能力。案例剖析的关键步骤始终由学生完成，允许学生有不同的见解和解决方法，而老师在其中则起到主持或引导的作用，这种通过"攻坚克难"解决问题获得的知识更容易被学生接受和运用，在实际教学中具有良好的效果。

◆ 参考文献 ◆

[1] 王青梅，赵革. 国内外案例教学法研究综述 [J]. 宁波大学学报（教育科学版），2009，31（3）：7-11.

[2] 李文军.《中药化学》案例教学中案例的设计与思考 [J]. 云南中医学院学报，2013，36（2）：87-89.

[3] 蒋钰为，孙涛. 人参皂苷 Rg_3 对人乳腺癌细胞株 MCF-7 增殖及凋亡的影响 [J]. 中医临床研究，2020，12（14）：1-4.

[4] 廖天志，成宏. 人参皂苷 Rg_3 联合沉默 MMP-9 抑制乳腺癌肿瘤细胞的生长和转移 [J]. 河北医药，2020，42（9）：1285-1290.

[5] 苏慧珊，张琳，张一帆. 聚酰胺在黄酮类化合物分离纯化中的应用 [J]. 广州化工，2019，47（22）：23-24.

基于 Dick & Carey 模型的"中药分析"课堂思政对学生品格形成的影响

在课程教学过程中从多方面进行品格教育，如政策、学习过程、情境学习过程，教师都可通过融入思政元素，充分运用各种教学手段引导学生的品质形成，如基本的道德价值观，全面认识思想、情感和行为品格，给予学生表现良好的机会，尊重所有学生，塑造他们的品格，并帮助他们取得成功等，努力培养学生的自我激励能力，使学生变得有竞争力、有道德、有礼貌，可以与社会进行互动。

早在 2003 年 Dick and Carey 将学习设计视为一个系统，认为学习是一个包括了需求分析、计划、作品初稿、初步测试、修改初稿、现场初步测试、作品修订版、现场测试、最终作品以及传播和实施 10 个学习步骤组成的系统过程。而系统的参与者包括学生、教师、学习资料和环境，所有人都在学习过程中相互作用，以达到指定的目标。

中药分析是中药学类专业开设的一门核心专业课程，是综合运用中药学、中药化学、中药药剂学和分析化学等分析理论和方法，对中药材及其制剂进行质量研究的应用性学科。而将中药分析课程思政在大学生教育中的品格形成的影响报道尚未见报道。因此，在前期进行中药分析课程思政教育的基础上，本文以 Dick & Carey 教学设计模型为指导，在 2019～2020 年中药学相关专业的中药分析课程中引入思政元素，探讨思政元素对学生的品格形成的影响，分析思政元素在中药分析课程中的实施途径。

1. Dick & Carey 教学设计模型简介

Dick & Carey 教学设计模型中学习材料开发分为 10 个步骤：①需求分析；②计划；③作品初稿；④初步测试；⑤修改初稿；⑥现场初步测试；⑦作品修订版；⑧现场测试；⑨最终作品；⑩传播和实施。优秀的教学课堂或作品都需要通过不断的优化打磨，要与实际情境、理论学习和教学设计等进行优势组合，并注重实施过程性的考核评价体系，才能使操作性比较强。

2. 基于 Dick & Carey 模型的中药分析思政元素教学模式构建

根据课程目标，利用"超星学习通"平台，我们采用 Dick & Carey 模型设计了中药分析课程的课堂思政教学模式，将 10 个阶段与课堂思政有机整合。

2.1 需求分析

目前，我国中医药事业进入快速发展阶段，但当前中医药人才、特别是高层次人才缺乏必将影响经济社会的发展，随着招生人数不断增加，中医药高校更需要解决最关键的问题"培养什么样的传承人"，因此，在课程教学过程中引导学生"把握社会发展的历史必然性，正确认识中国特色和国际比较、正确认识时代责任和历史使命、正确认识远大抱负和脚踏实地"。

通过发放问卷进行需求分析，问卷由 20 个问题组成，内容分为 4 个部分。其中一个部分是调查学生对发展品格价值观的需求，共有四个问题，重点是探索学生的需求。如"你是否愿意通过座谈、论文等形式将课程学习对自己能力提升或影响表现出来"，其中 36% 的学生回答说"非常愿意"，另外 24% 的人回答"愿意"；然而，也有 22% 的人回答"有一点愿意"。

2.2 计划

中药分析思政元素不能生搬硬套，要借鉴隐性教育的理念，随风潜入，在不经意中达到教育功能。按照价值塑造、能力培养、知识传授"三位一体"的课程目标，并结合中药分析课程内容，明确思想元素的融入点、教学方法和载体途径，制作出含思政元素的新课件和教案。

2.3 作品初稿

中药分析课程内容涉及中药的很多领域，比如中药材、中药饮片、中药制剂等质量控制与分析，是与民众健康息息相关的内容，能够融入的思政元素很多，通过挖掘整理了 80 余个知识点与思政元素融合点，如中医药理论的整体观、《中国药典》的法规意识、中药指纹图谱的与时俱进意识、同仁堂堂训"炮制虽繁必不敢省人工，品味虽贵必不敢减物力"的严谨责任意识等。让学生在学习中药分析的过程中感受中医药魅力、文化自信、民族自豪感，使思政育人的理念体现在课堂上。

2.4 初步测试

利用超星学习通平台，将融合了思政元素的中药分析内容以视频方式发放给学生，学生自主学习后，完成一份调查问卷。通过问卷了解学生能否通过新的授课课程内容明白思政元素在其中的意义或蕴含的道理。如中药注射剂质量分析课程中引入"修合无人见，存心有天知"，问学生"从课程中您是否理解制药过程中自律意识与严细精神？"，82％的学生回答"理解"，显示出思政元素能够被学生理解，并提高学生的学习主动性。

2.5　修改初稿

根据调查问卷结果和学生反馈意见，初步了解思政元素融入课堂的效果及学生的学习情况，同时针对问题进行教学团队探讨，准确判断思政元素融入中药分析教学的效果，并根据存在的问题进行修改，如引入方式、案例讲授方式等。通过分析提炼出一套较为完整的思政元素引入模式，并完成教学设计和准备在线下授课。

2.6　现场初步测试

在融入思政元素的教学设计基础上，运用角色体验、情感模拟、翻转课堂等教法教学线下教学并积极引入思政元素，如在讲授中药鉴别一节时候，首先提出"中药材市场出现的中药掺假使假"案例，并将不同等级、真、伪品中药材拿到教室，引导学生通过体验式思考，并通过辩论和分组讨论，找出中医药事业的共性，实现认识的统一。教学团队和督导组教师全程听课，也给出思政元素运用情况，并探讨修改意见。

2.7　产品修订版

根据教学团队和督导组教师给出的课程授课过程中思政融入效果及存在问题，并收集一切文字资料和图片资料。针对问题团队成员进行研讨与修改，进一步明确思政元素融入方式，包括课前预习微视频、课程导入、课程授课过程等不同途径或方式。结合思政元素内容，可采用团队学习、专题汇报、案例分析等授课方法。通过不断修改和完善教学设计，使思政元素真正融入到课程教学过程中，在潜移默化的授课过程中将优秀中医药文化理念传递给学生，实现润物细无声的教学效果。

2.8　现场测试

笔者在 2020 年对四年级中药学专业 3 个班级进行了融入思政元素的中药分析授课，课后分别组织中药分析任课教师、授课班级学生进行座谈与填写问卷。结果显示，大部分学生认可课程中的思政元素对其个人思想产生好的影响，学生们认为自己通过思政元素能够加深对课程内容的学习和理解；教师也提出应通过案例故事、教师点评、课堂讨论等形式更多地融入课程思政，提升思政育人效果。

2.9　最终产品

课程思政效果评价是对思政元素有效融入教学环节的反馈，是反映学生学习效果与品格教育成效的关键。从学生品格形成角度进一步修订中药分析课堂思政内容，如理清学生品格教育与中药分析课程、社会主义核心价值观、课外实践活动等之间的关系，通过"课堂实践—反思提炼—课堂检验—二次反思"的模式，完善教学设计、教学PPT、教学反思等，使之形成一套完整的思政育人中药分析授课体系。

2.10 传播和实施

通过不断修改与完善，思政元素融入中药分析课程，并发布到超星学习通在线课堂上，实现了"春风化雨、润物无声"的教学效果，学生在学习中感受不到思政教育的强行灌输，同时潜移默化地理解爱国主义、集体主义、工匠精神、人生理想等正面的人生观、价值观的教育，达到了立德树人的成效。

3. 中药分析课程思政对学生品格形成的影响

课程思政已经成为学生思政教育和人格培养的重要途径，已经纳入中药分析教学大纲中，通过专业知识与思政元素共同提高学生的人格修养。

3.1 有助于学生全方位能力发展

对教师和学生而言，突出中医药文化与专业课教学的融入意识、融入灵魂，使传统中医药文化与科学技术碰撞出耀眼的火花。通过课程思政元素的引入与融合，提高学生对中医药文化的认同，进而增强文化自信，坚定学习信心。众所周知，中药及其制剂的质量是企业存亡的关键，要求培养学生的敬业、诚信之心，尊敬乃至敬畏职业、敬畏生命。通过各方面的不断努力使中药分析课程思政内涵更加完善，实现聚沙成塔、百川入海，进而做到"三全育人"，最终达到立德树人的目标。

3.2 有助于培养学生社会主义核心价值观

社会主义核心价值观中的"爱国、敬业、诚信、友善"，是党对个人价值观要求的高度凝练，在中药分析课程的每一章节中或多或少都含有可以引导学生树立社会主义核心价值观的思政元素。如药品质量标准是对药品质量规格及检测方法所作的技术规定，《中国药典》（2020年版）是我国现行中药质量标准的最高法典，在国际方面，《美国药典》《欧洲药典》等多个国家的药典均制订了相关植物药专论，但各国药质量标准理念并不一致，通过对比各国药典，学生的民族自豪感和爱国意识能够显著增强。通过对课程内容的梳理，使学生在学习的过程中就将社会主义核心价值观基本理念融汇于心中、付诸行动，提升思政育人的效果。

3.3 有助于中医药文化的传承与创新

中药制剂是现代化的中药，脱胎于传统中医药。中药制剂分析课程是以中医药理论指导为基础发展起来的，深受中医药文化的影响。教学中找准切入点引入具体事例，如在讲授中药制剂鉴别一章时，引导学生如何按照"君臣佐使"原则选择鉴别对象,又如中药传统鉴别方法眼看、手摸、鼻闻、口尝同样适用于中药制剂检查和鉴别。通过案例引导学生"正确认识和把握中医药发展的历史必然性,正确认识中国特色和国际比较、正确认识时代责任和历史使命、正确认识远大抱负和脚踏实地",真真正正把发展中医药事业落实到实际行动中,牢固传统文化根基,继往开来弘扬中医药。

3.4 有助于培养学生的职业素养形成

中药分析课程十分重视学生动手能力培养,注意与实际生产相结合,加深了学生对中药质量研究的重要性和严重性的认识,保证了教学过程完整性、传授专业知识。如同仁堂国家级非物质文化遗产保护项目安宫牛黄丸的"手工搓丸"技术,需要关注搓板的"推"与"回拉"的力度,这个技术就需要千锤百炼的功夫。通过工匠精神引入,将"精神"教育列在培养学生首位,提倡"精神"与"技术"同等重要。中药分析工作应具备认真细致、严谨求实的职业习惯,具有热爱思考、虚心学习、勤于动手的职业素养,以及团队协作观念和互助精神。

4. 结束语

Dick & Carey 教学设计模型法优化了中药分析课程思政授课内容,实现课程内容的推广与传播,实现课程在不同教师、不同班级学生的无差别授课效果。本文还从思考课程与"三全育人"角度,探索了思政元素对学生品格形成的影响,同时对教学技能、教学方法、教学载体、教学平台等整合式改革,不断围绕中医药理论特色对中药分析课程思政内容进行归纳与改革,使知识的传授与德育培养相结合,将成为促进学生良好品格形成的重要因素。

◆ 参考文献 ◆

[1] 潘虹. 培育大学生社会主义核心价值观认同的生命维度 [J]. 黑龙江教育(理论与实践),2021(01):7-10.

[2] 瞿汉荣. 学生品格提升工程的校本实践 [J]. 教学与管理,2019(35):4-5.

[3] 赵星驰. 基于 Dick&Carey 模型的专门用途英语教学设计研究 [J]. 吉林省教育学院学报,2016,32(09):72-75.

[4] 梁生旺,王淑美,冯素香,等. 中药类专业"中药分析"教学现状与思考 [J]. 教育教学论坛,2020(23):347-349.

[5] 梁洁,林婧,曹玉娱. 基于"金课"建设的中药分析课程的教学改革与探索 [J]. 广州化工,2020,48(01):158-159.

[6] 刘庆普,纪宝玉,时博,等. 在《中药分析》课程教学过程中开展"课程思政"的探讨 [J]. 教育现代化,2020,7(26):137-139.

Seminar 结合 PBL 教学模式在"植物生理学"教学中的实践与探索

　　植物生理学是高等院校植物类专业重要的专业基础课，也是生物学、农学专业的骨干课程。植物生理学是研究植物生命活动规律及其与外界环境相互关系的一门科学。植物生理学以高等绿色植物为主要研究对象，以揭示自养生物的生命现象本质及其与外界条件相互关系，并为生产实际服务作为主要任务。药用植物生理学主要研究能够作为中药材的植物的生理生化变化，并为中药材的栽培和生产服务。随着现代科学的发展，古老的中医药也面临着新的挑战，这对中药的栽培和生产提出了更高的要求，培养的学生不仅要掌握基本知识、基本理论，同时还要能够具有一定的创新能力、科研能力、交流合作能力等。

　　Seminar 源自拉丁文的 Seminarium，原意为"苗圃""发祥地"，是西方国家的一种基本的教学模式。Seminar 在我国的发展起步相对较晚，直到 20 世纪 20 年代前后，Seminar 才被引入到中国高等教育中。近年来，我国学者对 Seminar 教育模式非常关注，并将其引入中国高等院校中，特别是一些研究型大学，但这种教育模式主要用于研究生阶段研究性的教学活动，而在全国的本科阶段依然处于探索和尝试之中，并未进行大范围的推广引用。20 世纪以来，一些研究型大学在本科教育阶段开设本科生 Seminar 课程，如中国科技大学于 1999 年在本科教育阶段率先开设 Seminar 课程，并取得了很好的教学效果。

　　PBL 教学法是以问题为导向的教学方法，是基于现实世界的以学生为中心的教育方式，1969 年由美国的神经病学教授 Barrows 在加拿大的麦克马斯特大学首创，目前已成为国际上较流行的一种教学方法。

　　为了提高学生学习植物生理学的兴趣，在我校中药资源专业 2015 级进行了 Seminar 结合 PBL 的教学方法的实践。结果发现 2015 级的成绩明显高于利用传统教学方法进行教学的 2016 级，同时通过问卷调查的结果也表明 2015 级学生的学习积极性要高于 2016 级。

1. Seminar 结合 PBL 教学模式的构建

1.1 研究对象的设置

将 2015 和 2016 中药资源与开发专业学生分别设为实验组和对照组，对照组采用传统授课方法，实验组采用 Seminar＋PBL 教学模式。

1.2 准备阶段

对于《药用植物生理学》教材的每一个大的章节，由教师提出一个问题，由学生自主选定与此相关的一个讨论题目，然后学生利用各种参考书、图书馆、网络等查阅文献，解决问题。

1.3 实施阶段

老师先概要介绍主体，但不做任何评论。主讲学生依据所学知识和文献资料，以 PPT 形式深入、系统地阐述主体，提出观点。主讲学生与参与者围绕主体进行讨论，提出各自的意见。教师进行点评，总结讨论。Seminar 结束后，学生根据大家讨论的结果完成 Seminar 报告。

1.4 评价阶段

① 调查问卷评价教学效果　设计调查问卷，发放调查问卷，调查结果统计，得出结论。

② 考试成绩分析评估　学生成绩由平时成绩、期末考试成绩和实验成绩 3 部分组成，其中平时成绩占 30％，期末考试成绩占 40％，实验成绩占 30％。将学生成绩汇总后，统计平均成绩。

2. Seminar 结合 PBL 教学模式的安排

《药用植物生理学》教材除去绪论部分共 13 章内容，32 学时，每章 2～3 学时。每章进行一次 Seminar＋PBL 的教学实验，每次一个课时的时间。学生根据老师提出的问题提炼论题，查阅资料。每节课安排 3 名同学主讲，主讲者在上课前一周将所讲内容的 PPT 发到班级群，让大家熟悉所讲内容。在 Seminar＋PBL 的课上，主讲同学先阐述自己的内容，讲解完毕，小组讨论，提出问题，由主讲学生解答，教师指导和点评。最后由主讲同学写出 Seminar 报告。

2.1 典型案例——植物激素的种类和作用

植物中的 5 大激素在高中的生物课本中有介绍，以此为切入点，提出问题：植物激素的现代研究进展？是否有新的植物激素被发现？要求同学们根据问题查阅文献，追踪最新的科研报道，并在课堂上就这个问题进行讨论。同学们对此很感兴趣，讨论的方向很多样，甚至偏离了开始的提问，转而去讨论激素的作用，但是，在我看来这种离题的讨论也是学习的一部分，只要教师适度提醒同学们，适时地将同学们的热烈讨论引到原题即可。

2.2 典型的案例——植物的抗逆性

植物对于胁迫的应答在某种程度上决定了药材的道地性，这个话题对同学们来说还是很新鲜的，因为作为中药资源与开发专业的学生，研究道地药材是他们的"本职"，因此，借助这个话题，大家热烈讨论了植物抗逆性的各种表现，同时也假设了各种可能——有的同学甚至想到利用植物的抗逆性来生产更好的药材。虽然要实现这个想法还需要做很多努力，但是能够想到就已经很不错了。

教师一个问题，学生一个 PPT，加上课堂讨论，使同学们在完成课堂学习任务的情况下，拓宽了知识面，增加了学生对课堂知识的掌握程度，同时也锻炼了学生的自学能力。

3. Seminar 结合 PBL 教学模式效果评价

主要通过调查问卷和期末试卷成绩作为 Seminar＋PBL 的课堂教学模式的效果评价指标。

3.1 调查问卷的效果评价

调查问卷的结果显示，对照组的学生有 80％以上对传统教学方法不满意，认为传统教学方法无法提起学习兴趣，并不适合当今的教育形式，反观实验班的同学70％以上认可 Seminar＋PBL 的课堂教学模式，认为该教学方法能够培养科研思维，提高创新能力，增加同学间的协作等（表 1）。

表 1　对照班和实验班对教学方法的教学效果评价

调查项目	2016 级对照班	2015 级实验班
是否满意现在的教学方法	50％	85％
是否能够培养科研能力	55％	70％
是否提高了创新能力	65％	80％
是否增加了同学间的协助	48％	90％
是否提高了学习兴趣	55％	78％
是否适合当今高等教育	45％	88％
是否能够深入学习	65％	90％

3.2 期末试卷成绩效果评价

期末考试的成绩统计表明利用 Seminar＋PBL 的教学方法比传统方法更能够大幅提高学生的成绩，值得推广（表2）。

表 2 对照班和实验班期末考试成绩比较

年级	组别	学生人数/人	考试成绩(平均)/分
2016 级	对照组	55	62.57
2015 级	实验组	54	75.81

4. 结束语

经过对某中医学院两个年级的不同教学方法效果的比较，统计调查问卷及期末成绩可以发现，传统教学方法不能很好地引起学生的学习兴趣，从而导致学习成绩较低，而 Seminar＋PBL 教学方法能够很好地调动学生的学习兴趣，使同学们主动进行更深层次的研究，从而使期末成绩较高。Seminar＋PBL 教学方法能够很好地提升中药资源专业课程的课堂教学效果，是一种值得推广的教学方法。

◆ 参考文献 ◆

［1］ 李敏艳. Seminar 结合 CBL 教学模式在生理学教学中的实践与探索［J］. 生物学杂志，2016，33（06）：124-126.

［2］ 朱芸，王翔飞，刘青广，等. Seminar 教学法在研究生课程教学中的应用——以中药资源学课程为例［J］. 卫生职业教育，2016，34（21）：55-56.

［3］ 张丽红，胡青平，张秀红. 高校课堂教学改革中 Seminar 教学法的应用概况及状况思考［J］. 西部素质教育，2017，3（02）：1-2.

［4］ 李丽. PBL 教学模式研究综述［J］. 佳木斯职业学院学报，2018（02）：212-213.

赵玉庸"肾络瘀阻"思想对中药学虫类药研究成果向教学资源的转化

　　燕赵医家赵玉庸教授是首届河北十二大名中医，全国中医药专家学术经验继承工作指导教师，行医五十年，擅于运用活血化瘀药物治疗肾脏疾病，并取得了较好的疗效，随着经验的积累，其发现虫类通络药临床疗效更加显著，故自 20 世纪 80 年代起，在中医肾病领域开始应用虫类药物治疗肾病疾病，几十年来，以虫类药为主陆续创立了"肾络通""慢肾消""癸水清""芪苓通络""金芪通络""降浊通络"等系列通肾络方剂，治疗肾病综合征、慢性肾炎、早期慢性肾衰，取得减缓疾病进展、保护肾功能的作用。并逐渐形成了自己的学术思想——慢性肾脏病中医"肾络瘀阻"共有病机学说。

　　病机是疾病发生、发展与变化的机理，"肾络瘀阻"在慢性肾脏病发病、发展及演变起着重要作用，为多种肾脏疾病发生、发展、转归必经途径，"肾络瘀阻"可视为慢性肾病共有病机。"肾络瘀阻"是指络脉是内外之邪侵袭的通路与途径，邪气犯络或久病入络，损伤络脉，可出现血行不畅、络脉失养、气滞、湿阻、痰结、热毒蕴结等病理变化，肾络细小，且全身气血皆流经肾络，极易导致"肾络瘀阻"，可阻碍全身气化功能，进一步则可以导致肾体受损，肾用失司，出现肾脏主藏精、主水、主气化等一系列功能的失调，脏腑相关，进而可出现肺、脾、肝、膀胱等功能失常。所以可见，"肾络瘀阻"是慢性肾脏疾病病变核心和关键。赵玉庸教授认为"肾络瘀阻"不仅单指有形之瘀血阻络，还应包含气滞、津凝、痰结、湿热、浊毒等无形病邪的蕴结凝聚。而瘀血阻络是"肾络瘀阻"的病变核心，正虚、气滞、湿浊毒邪等多种因素可形成瘀血，瘀血也可致虚、酿生湿浊毒邪等病理产物，互为因果，共同致病。瘀血成因有：①虚可致瘀：气为血之帅，正气不足，气虚推动无力，血行不畅而瘀滞。正如《读医随笔·虚实补泻论》谓："又叶天士谓，久病必治络，其说谓病久气血推行不利，血络之中必有瘀凝……"②气滞可致瘀：气为血之帅，气行则血行，气滞无以推动血液运行，而致血瘀。《寿世保元》谓：

"气有一息之不运，则血有一息之不行。"③湿可致瘀：水湿泛滥，气机阻滞，水道运行不利，血行缓而成瘀，如《血证论》有"病水者，亦未尝不病血也"之说。④湿浊毒邪入络，与血相搏，血液因邪毒蕴遏滞而为瘀；毒邪耗气，气虚血瘀，以致毒瘀互结，瘀毒阻络，气血运行不畅而成瘀。此外，阳虚寒凝、热盛津亏也可致瘀。

1. 理论指导临床：顽固性水肿的病机——瘀血阻络

赵玉庸教授从医五十余载，在治疗顽固性水肿方面积累了丰富的经验，他指出，气病水聚均可致血瘀，而肾病多为慢性病，久病必瘀，根据西医理论水肿形成与血液循环障碍有关，活血通络利水是治疗肾性水肿的必用方法。赵教授在中医络病理论基础上结合肾脏病特点提出慢性肾脏病"肾络瘀阻"病机学说，认为瘀血阻络为病机关键，络脉不利，气血津液不能正常布散发为水肿，水肿日久难消多为顽固性水肿，常伴小便混浊或尿血、腰痛等症。他指出，水肿长期不退，从肺、脾、肾治疗皆无效果者，当于血分求之。肾内络病，通常的活血化瘀药物难以深入病灶，只有虫类药可窜透剔络，松动病根，故临床加通络药物往往有较好疗效，常用药有地龙、蝉蜕、乌梢蛇、水蛭、僵蚕等。

1.1 常用虫类药介绍

基本组成药物包括：地龙、僵蚕、蝉蜕、水蛭、乌梢蛇。其中，地龙性寒，味咸，入肝、脾、膀胱经。功擅清热定惊，通络，平喘，利尿。现代药理学研究证实地龙有抗凝、抗血栓、促纤溶作用，并能减少尿蛋白。僵蚕性平，味辛、咸，归肝、胃、肺经。功擅息风止痉，化痰散结，祛风止痛。现代药理学研究发现僵蚕具有抗凝、抗血栓、抑菌、抗惊厥、抗癌、催眠等药效。僵蚕中的多肽或氨基酸成分很有可能也具有抗凝活性。蝉蜕性寒，味甘，归肺、肝经。能疏散风热，利咽，透疹止痒，明目退翳，解痉。蝉蜕祛风利咽又有清透之性，其轻薄，可上行入肺，药性轻灵，利于宣畅肺气，尤适用蛋白尿伴外感者。水蛭味咸，性平，归肝经，善逐瘀血、破瘀血、通经络、利小便，对于瘀血内停所致的水肿具有良好疗效。乌梢蛇性平，味甘，归肝经。可祛风，通络，止痉。性走窜，凡内外风毒壅滞之证皆宜，尤以善治病久邪深者为其特点。

1.2 虫类药功效

虫类药系"血肉有情之品"。有"入络窜透搜剔之性""仗蠕动之物松透病根"之功。汉代医家张仲景首次提出虫蚁搜剔通络法，清代医家叶天士认为虫类药"灵动迅速，以搜剔络中混处之邪""病久则邪正混处其间，草木不能见效，当以虫蚁疏络逐邪",并在《临证指南医案》中指出"风湿客邪……留于经络,且数十年之久,岂区区汤散可效""邪留经络,须以搜剔动药""籍虫蚁血中搜剔,以攻通邪结"。

1.3 适应证型

赵玉庸教授指出,地龙、蝉蜕、乌梢蛇、水蛭、僵蚕等虫类药主要适用于水肿而夹有瘀血见症者。瘀血病机在肾性水肿的发生发展中有着重要的地位,主要症状有水肿,面色灰滞黧黑,或妇女经闭,舌淡有瘀点或瘀斑。水肿长期不退,从肺、脾、肾治疗皆无效果者,当于血分求之。

2. 理论反哺教学

2.1 案例教学法——激发学生解决问题的能力

案例教学法是指以案例作为教学材料,结合教学主题,通过讨论问答等师生互动的教学过程,让学生了解与教学主题相关的概念或理论,并培养学生高层次能力的教学方法。它改变了传统教学以书本为本、从概念到概念的注入式教学方式,采用一种以学生为教学主体,让学生学会自主学习、合作学习、研究性学习、探索性学习的开放式教学方式。由于案例教学法能够极大限度地调动学生的潜能,并提高学生分析问题和解决实际问题的能力,因此,案例教学被认为是代表未来教育方向的成功教育模式。赵玉庸教授行医五十余载,积累了丰富的临床诊病资料及完备的医案,这些均是较好的案例教学资料。跟师过程中,来诊患者凡有顽固性水肿、长期蛋白尿,兼见面色灰滞黧黑,或妇女经闭,舌淡有瘀点或瘀斑,证属瘀血阻络,且正气未虚者,均可联想到活血化瘀治则,选用虫类药活血通络。这样就可以通过把一些真实的典型问题展现在学生面前,提供了学生设身处地运用所学的理论去处理各种各样临床实际问题的机会,从而实现了理论联系实际,学以致用的目的。

2.2 取类比象——提高学生理解能力

中医的内容重于思辨、抽象和实践,弱于直观、具体和可操作性,造成了部分学生学习中医的障碍。"取象比类"作为中医学重要的思维方法,有着鲜明的直观性、表象性、整体性的优点,它为中医理论的形成提供了大量的科学假说,在创造新理论的过程中是一种可资借鉴的途径。赵玉庸教授临床擅用"提壶揭盖"法治疗水道不通,邪无出路之证。"提壶揭盖"之法,取类比象,指盛满水的茶壶,要想使水顺利地倒出来,就必须在壶盖上凿一个小洞或把壶盖揭开,水才能顺利地流出来。意即通过开宣肺气而通利水道的一种治疗方法,原为治疗癃闭之效法。朱丹溪曰:"肺为上焦,而膀胱为下焦,上焦闭则下焦塞,譬如滴水之器,必上窍通而下窍之水出焉。"临床上"提壶揭盖"法运用甚广,不拘泥于治疗水道不通的癃闭。临床凡有上焦气机郁滞,壅塞不通而致下焦气机不畅的证候表现,皆可用之。《金匮要略》:"风水恶风,一身悉肿,脉浮不渴,续自汗出,无大热,越婢汤主之。"越婢汤乃治风水之代表方,亦是"提壶揭盖"法治疗水肿的典型体现。风水者,因外感风邪或疮毒侵袭人体,而致肺气不宣,不能通调水道,下输膀胱引起水湿潴留,泛溢肌肤发为水肿。故用麻黄配石膏,清肺泄热;麻黄配生姜,开玄府以泄肌表也。赵玉庸教授还将此法运用于上焦气郁、下焦壅塞不通之水肿、便秘、产后缺乳、大量腹水等,均有奇效。

2.3　科研支撑——培养学生科研思维能力

教师在教授课本知识时,应将课本里的理论知识和前沿知识完美结合,补充最新最前沿的学术信息,弥补教材的滞后性。老师还可以就科研上的前沿知识,向学生提出问题,鼓励学生查阅资料,激发学生的求知欲望,以此激发学生的学习兴趣和探究热情。如赵老师"肾络瘀阻"理论不仅基于络病学说,还有其肾脏病理学依据,慢性肾脏病患者肾脏活检显示为血管襻狭窄或闭锁、细胞增殖、细胞外基质沉积增多、球囊粘连、局灶或阶段性小球硬化、肾间质纤维化、炎性细胞浸润等,这些改变均可导致肾脏微循环障碍、血流动力学异常。赵老结合现代解剖学认为,肾小球由毛细血管网组成,毛细血管与中医络脉具有同一性,小球血管襻狭窄、阻塞或肾间质纤维化等病理改变相当于中医"络脉瘀阻",从病理形态学角度证实"肾络瘀阻"的客观性。为了证实肾络瘀阻的病机以及化瘀通络药物的作用机制,赵老指导研究生先后进行5/6肾切除、单侧输尿管结扎、阿霉素注射等动物实验,给以化瘀通络中药治疗,结果显示可以改善肾脏病理结构,抑制缩血管物质和炎性介质的分泌,抑制细胞外基质的异常分泌,调控基质金属蛋白酶的失衡,下调促纤维化生长因子的表达,改善肾功能。采用中药血清观察对系膜细胞、足细胞的保护作用,显示可以从多种途径减轻高糖、血管紧张素Ⅱ诱导的细胞损伤。所以,中医理论应与现代科研手段相结合,使理论的科学性得到验证,并且为中医理论的发展做出贡献。

3. 结束语

中药学是一门兼具理论与临床实践的学科,掌握其理论可以为临床实践奠定扎实基础,同时通过临床实践同样可以反哺其理论探索。在教学过程中,教师通过对临床医家理论的合理解读,结合讲授相关领域的研究成果,可以为学生理解、掌握中药创造有利条件，同时也直接提升了学生将课本内容应用于临床治疗的能力，更加坚定了学生对中医药临床治疗有效性的信心，从而为中医药事业发展培养方向正确、素质过硬的人才。

◆ **参考文献** ◆

[1]　潘莉，杨洪娟，鲁琴，等．通络法在膜性肾病中的应用［J］．中华中医药杂志，2018，33（9）：3833-3835.

[2]　赵玉庸，许庆友，丁英钧．"肾络瘀阻"病机学说及临床应用［J］．中华中医药杂志，2010，25（5）：702-707.

[3]　邹丽敏．案例教学的教育价值及教学流程探讨［J］．无锡教育学院学报，2004，24（2）：39-41.

[4]　吴元洁．"取象比类"思维方法在中医基础理论教学中的运用［J］．中医药导报，2008，14（9）：98-99.

[5]　朱震亨．丹溪心法［M］．北京：中国中医药出版社，2008：12-13.

[6]　许庆友，韩琳，秦建国，等．赵玉庸"肾络瘀阻"病机学说及临床应用［J］．中华中医药杂志，2010，25（5）：702-704.